JN114317

PHNブックレット**23**
全国保健師活動研究会 企画・編集

コロナ禍の健康への影響、子どもの発達、今後の公衆衛生と保健師活動の課題

特集 新型コロナ基礎学習のために

COVID-19の流行から公衆衛生の到達点をみる

基礎から学ぶコロナ後遺症

第55回全国保健師活動研究集会報告集

高鳥毛 敏雄／森岡 慎一郎／近藤 克則／岡部 信彦／鷲山 拓男／
伊勢田 堯／林 恵津子／大橋 俊子／中澤 正夫／佐々木 昭三／
小松 康則／山本 民子／渡邉 郁子／小林 まり子

萌文社

発刊にあたって

　第55回全国保健師活動研究集会は3年ぶりの対面での集会となり、北海道から沖縄まで全国の保健師が集まり、コロナ禍の閉塞感を吹き飛ばすような熱気あふれる集会となりました。

　この冊子は、第55回全国保健師活動研究集会の基調講演、トーク、基礎講座に、新たに、コロナ禍から今学んでおきたい課題について、先生方に追加執筆いただいたものです。

　基調講演では、膨大な調査データから健康格差社会の実態と、地域コミュニティづくりの保健師活動の重要性が示されました。

　基礎講座では、コロナの基本的理解や、コロナの影響が子どもの発達や人々のくらしにどう影響を及ぼしたか、今後懸念されることは何か、どこまで明らかになってきたか、世界的な研究の綿密な調査結果の報告、児童虐待の実態から母子保健の重要性が熱く語られるなど、圧巻でした。

　トークでは、コロナとの闘いの最前線に立たされた保健所・保健師は、心身ともに厳しい状況に如何に立ち向かい、如何に乗り越えていったかなど、先進的な実践報告を受け、議論が交わされました。

　新たなテーマの1つ、「COVID-19の流行から公衆衛生の到達点をみる―現状分析と将来展望―」では、日本の公衆衛生の歴史を踏まえ、19世紀の「衛生」から20世紀の「公衆衛生」21世紀は「健康安全」へと相転移という現象が起きていること。2つ目の「コロナ後遺症」については、世界中から知見が集積されその疫学や、後遺症発症と関連する要因も明らかになってきたこと、病態に関しても仮説レベルの検証作業が進められていること等が紹介されており、いづれも日頃の学習では得られない内容となっています。

　また、コロナ禍でも保健師同士でつながりあい、地道に保健師の地区活動とは何かについて、共に学びあった新潟の実践報告も掲載しました。

　保健師達にこの冊子を活用いただき、各地で学習会を開催し、次なるパンデミックへの対応や保健師活動のありかたを考えるテキストにしていただければ幸いです。

運営委員長　林惠子

目　次

特集
新型コロナ基礎学習のために

COVID-19 の流行から公衆衛生の到達点をみる

基礎から学ぶコロナ後遺症

COVID-19 の流行から公衆衛生の到達点をみる
～現状分析と将来展望～

関西大学・社会安全学部・社会安全研究科　**高鳥毛敏雄**

1．はじめに

　日本の公衆衛生の歴史は、明治期の医制の発布にはじまる。内務省の初代衛生局長の長与専斎は岩倉具視の遣欧使節団に随行し、欧米各国が国民の「健康を保護」に関する制度を創設することに力を注いでいることを知り、それが近代国家に不可欠なものであると悟って帰国している。その制度の基盤は地方自治体（以下、自治体）であるとし、中央に衛生委員会を設け自治体に衛生委員会を設けさせたことが出発点であった。しかし、実際に中央と地方が協働した公衆衛生体制が実現されたのは最近のことである。人々の健康に関わる事業の多くを自治体（主に市区町村）が担う体制とすることが本格化したのは 1978 年に厚生省が「国民健康づくり計画」をスタートさせたことと、地方行政制度改革が並行して進められたことによる。さらに、地域保健法施行直前に自然災害が発生したこと、また新興・再興感染症の流行が発生したことにより、自治体を基盤とした公衆衛生体制と並行して保健所体制も維持されている。地域保健法施行により保健所の統廃合や縮小の流れがあったが、保健所は健康危機管理の拠点として機能強化が図られてきていた。

　そんな状況の中に、新型コロナウイルス感染症（以下、COVID-19）のパンデミックが発生した。COVID-19 の流行は改めて公衆衛生のあり方を問う事態であった。COVID-19 の流行はまだ収束していない。これを機に公衆衛生とは何かを改めて考えてみることにする。

2．近代社会と公衆衛生制度の関係をみる

　公衆衛生制度は、近代社会の負の側面を補完するために誕生した制度という側面がある。近代社会となり、土地から切り離された労働者・勤務者が増加し、その多くが都市で生活する状況が生みだした。都市では、病気が蔓延し、不衛生な状況が深刻化していった。

　急激な人口の増加と密集は、不衛生な環境を生みだし、その不衛生な環境が多くの病者を生みだし、貧困者を増加させた。不衛生と疾病、疾病と貧困、貧困と不衛生の悪循環をつくりだした。そこにコレラのパ

ンデミックが加わった。この悪循環の状況を断ちきるために創設されたのが公衆衛生制度であったと言える。

それから150年余りを経て、現在、都市は快適で、安全で、健康的な空間となっている。そして都市を中心とした社会が進展してきている。近代社会の負の部分を解消するために、貧困問題に対処する社会福祉制度を発達させ、傷病者に対するために多様な医療職の誕生と医療機関を発展させてきた。医療サービスをすべての人々が享受できるものとするために医療保障制度も拡充されてきている。都市の環境衛生対策として、都市計画、住宅政策、環境衛生対策、食品安全対策なども進展してきている。

近代社会は企業社会であり、労働者や勤務者が多くを占める社会となり、その労働者や勤務者、市民を育てるために学校教育組織を発達させてきた。そのため、公衆衛生体制は、地域保健、産業保健、学校保健に分けて構成されるものとされてきてい

る。近代社会における最も大きな変化は、一部の限られた人々が幸福である社会からすべての人々が幸福である社会とすることが目標となったことである。これを実現するために、地方自治体（以下、自治体）の基盤が不可欠なものとなった。また、公衆衛生対策を全国一律に進めるためには、全国に一定の能力を有する人員を配置する必要がある。イギリスで1848年に誕生した公衆衛生体制は地方自治体の基盤として、そこに公衆衛生対策を担う人員（専門職員）を配置するというものであった（図1）。

日本で自治体を基盤とした公衆衛生体制が実現したのは、自治体に保健所を設置させ、そこに保健師を配置させてからのことである。戦後、日本国憲法が制定され、そこに地方自治体が明確に位置付けられたことにより公衆衛生体制の基盤が整えられた。1994年に地域保健法が制定され、自治体を基盤とした公衆衛生体制が名実ともに具現化された。

社会の変化		公衆衛生対策の実施
■ 労働者、勤務者の増加 ■ 都市生活の人口の増加 ■ 住宅需要の増大 ■ 生活環境の悪化 ■ 貧困者の増加		■ 労働者を保護する制度（工場法） ■ 都市計画 ■ 住宅政策（住宅法） ■ 環境衛生対策（公衆衛生法） ■ 救貧対策（救貧法改正）

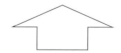

■ 地方自治体を整備し衛生委員会を設置する
■ 専門職の教育認定制度を確立し、衛生委員会に配置する

図1　近代社会と公衆衛生誕生の背景

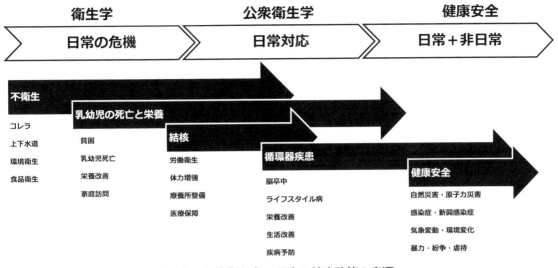

図2　明治期からの日本の健康政策の変遷

3．日本の公衆衛生の体制の変遷

　公衆衛生制度は深刻な健康問題の発生に直面したことに対して、人間の知恵によって生み出された制度である。公衆衛生制度に各国や地域による違いがあるのは、それは晒されてきた健康問題の大きさや種類の違いによる。欧米社会の公衆衛生の産みの親は「コレラ」と言える。そのために、環境衛生対策を基盤として進展してきたものであった。それに対して、日本は、欧米諸国に遅れて結核が高度にまん延したために独自に結核に対処する体制をつくる必要に迫られた。また、結核のまん延は日本の近代化政策（具体的には産業政策や軍事活動）が深く結びついて国難、亡国病となったことで、経済、軍部、地域のすべての分野の人々が総力を挙げて取り組むことが求められた。そのために、保健所、厚生省、国立療養所を設けるだけではなく、医学研究や医学教育、さらに医療体制や医療保障制度の全体を進展させてきた。（図2）。
　ところで、現在の地域保健体制の産みの

親は、結核の後に死亡原因の一位となった脳血管疾患（以下、脳卒中）の問題に対処する活動から生み出されたものであった。脳卒中は農山村部の経済的に貧しく、医療機関が少ない地域で多く発生した。生産年齢層の死亡者が多く地域社会に深刻な影響をもたらした。脳卒中の発生の背景には、食生活や生活習慣、さらに農作業などの労働形態や寒暖差の大きい住構造も関係していた。そのために、脳卒中の死亡率の高い市町村は、脳卒中の死亡者を減らすために、住民の生活改善、栄養改善に力を注ぎ、また血圧測定の普及などの健診や健康管理など地域ぐるみの疾病予防活動を発展させた。全国に先駆けて医療費を無料化し、早期発見、早期受診を進める保健予防活動を熱心に進め、脳卒中を半減させる実績をあげた市町村が現れた。市町村において住民の生活改善、栄養改善を行い、血圧測定などの健康診断と健康管理を担ったのが国民健康保険組合の保健師であった。これらの住民に対する生活環境の改善や栄養指導な

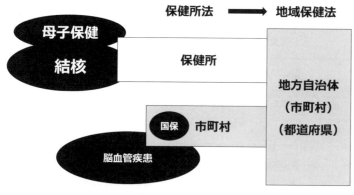

図3　日本の公衆衛生体制の推移

どの疾病予防活動の実績を全国的なものとするために、厚生省は1978年の国民健康づくり計画をスタートさせている。そして1982年に老人保健法が制定され、全国の市町村の保健事業が法定化された。その流れを発展させるかたちで1994年に地域保健法が制定されている。日本の市町村は、保健事業だけでなく、健康、福祉、介護など住民の生活全般に関わる事業を担う存在になるに至っている（図3）。

4．日本の結核対策と保健医療体制

　日本の保健医療体制や公衆衛生体制の進展には結核感染症が大きな影響を与えていることから、もう一度、結核と社会制度の関係を示すことにする。

　結核は、生産年齢層に罹患率が高く、その年代の多くの命を奪い、社会経済上の影響が大きく亡国病であり、社会の総力をあげて対処することを迫られた。

　日本の保健医療制度、医学研究、医療保障制度のみならず社会保障制度、企業の福利厚生事業などに結核問題が大きな影響を与えてきた。たとえば、「保健医療制度」の面では、衛生行政、病院、保健所、保健

師、厚生省、集団検診、労働衛生、労働福祉、学校保健などの制度を進展させている。「社会保障制度」の面では、医療費の公費負担制度や健康保険制度を進展させている。「医学研究」の面では、放射線医学、細菌学、免疫学、医薬品学などを確立させ進展させている。「病院」については、公立や国立病院の整備に影響を与えている。国立の結核療養所は、次代の医学や医療を担う施設に転換されている（図4）。

　ところで、日本の結核対策は診断、治療などの点は欧米諸国とは変わらないが、その対策の仕方には独自なものが多くある。それは、欧米諸国では結核患者数や死亡者数が減っていた中で、日本だけが結核の死亡者が増加するという深刻化な特殊な状況にあったからであった。そのため、結核対策には欧米のやり方を導入して進めるという方法はできなかった。そのため、日本では日本の実情に合ったやり方と社会資源を使い進める方式がとられた。地域の住民組織、学校組織、事業所を使い、結核対策に必要な新たな研究開発を結核研究所に担わせ、地域において保健所に結核対策を担わせ、発見した患者は国立の結核療養所を整備し、隔離療養させるというやり方が取られてきた。

　日本の結核対策の過度に集団検診に依存したやり方、また入院期間が長いことについては、世界標準とは齟齬がある点が指摘されてきた（図5）。この日本の結核対策が、2000年に一気に世界標準のものに転

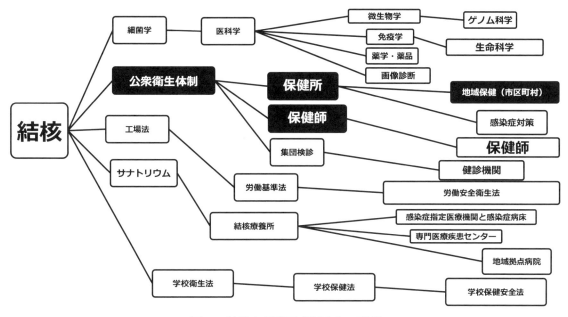

図4　結核と保健医療制度との関係

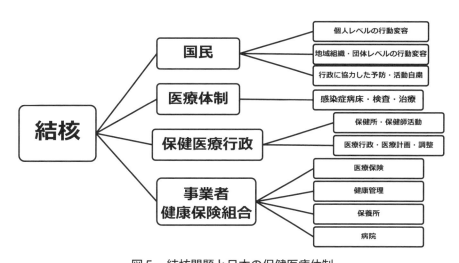

図5　結核問題と日本の保健医療体制

換している。その背景は、日本の結核罹患率が低下し、結核高まん延時代のように多くの予算と人員を使う非効率的的なやり方では対応できなくなったことと、結核対策で使っていた診断検査方法は古いものであり、この間の生命科学、医学や医療技術の進歩を取り入れたものではなく、大幅な刷新が必要となっていたたからであった。日本の結核対策が大幅に刷新されたことには米国や欧州諸国において結核が再興し、それに対応するために、研究費が大幅に増額され、結核菌検査や結核の感染診断に関わる技術開発がなさ

れ、それを応用した結核対策が進められていたことがあった。また、結核対策において、WHO が進めていた DOTS 戦略が、先進国でも取り入れられて、進められてきていたことがあった。日本の結核対策は、特に米国が結核対策に本腰を入れたことが刺激となり、これに厚生労働省と結核研究所と保健所がタグを組んで一気に最新の結核

対策のやり方に改められた。

新たな結核対策は、2003年2月に厚生労働省結核感染症課通知で「21世紀型日本版DOTS戦略」として示され、全国的に徹底された。2005年4月に結核予防法が改正されて、法定化された。さらに、結核対策の刷新は、保健所の感染症との関わりにも影響を与えている。2007年4月に結核予防法が感染症法（感染症の予防及び感染症の患者に対する医療に関する法律）に統合されたからである。保健所はこれまでは結核対策を中心に、地域医師会や地域の医療機関、市町村や住民との関係をつくり進めてきたが、保健所は感染症全般を担う専門組織と役割を担うことが求められることとなった。そのような状況下に日本社会を直撃したのがCOVID-19であった。COVID-19は、感染症法下の日本の保健所や公衆衛生体制の真価を試すためにやってきたように思える。

5．新たな健康リスク社会に対応した公衆衛生の相転移

相転移という言葉がある。ある系の「相」が別の「相」へ変わることを指し、「相変態」とも呼ばれている。熱力学または統計力学において定義されている。たとえば、「H_2O」は温度により、氷という固体、水という液体、さらに水蒸気というものに状態が変化する。これが相転移である。これを公衆衛生の変化にあてはめてみる。公衆衛生は、19世紀、20世紀、21世紀の間に相転移していると考えるべきである。近年、「公衆衛生」という言葉を目にすることが少なくなってきた理由は相転移があったためと考えるとわかりやすい。公衆衛生は固体から流体にそして普遍的なものになってきている。この現れが、健康、安全、安心、健康の保護、地球環境、人間安全保障という言葉が様々な分野で多く使われる現状になっていることから伺うことができる（図6）。

つまり、つまり、19世紀は「衛生」、20世紀は「公衆衛生」、21世紀は「健康安全」と相転移していると考えるべきではないかと考えている（図7）。

「衛生」というものは人間を取り巻く物的な環境の問題に焦点をあてたものである。きれいな水、空気、食品、住環境、生活環境などであり、これは19世紀の近代社会にとってとても重要なものであった。「公衆衛生」は、環境衛生対策が講じられた後に問題となってきた健康問題に対処するには、労働環境や労働条件を整えること、生活スタイルや健康行動に介入すること、さらに医療サービスの提供体制やアクセシビリティを高めることが重要な課

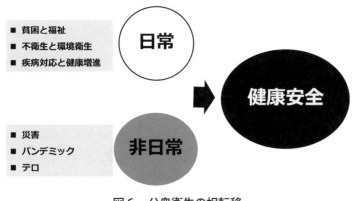

図6　公衆衛生の相転移

題となったために、産み出されたものと言える。公衆衛生対策を進めるためには自治体の存在がとても重要であり、そのため自治体の基盤を強化し、そこに多くの事業を実施させる体制がつくられてきた。

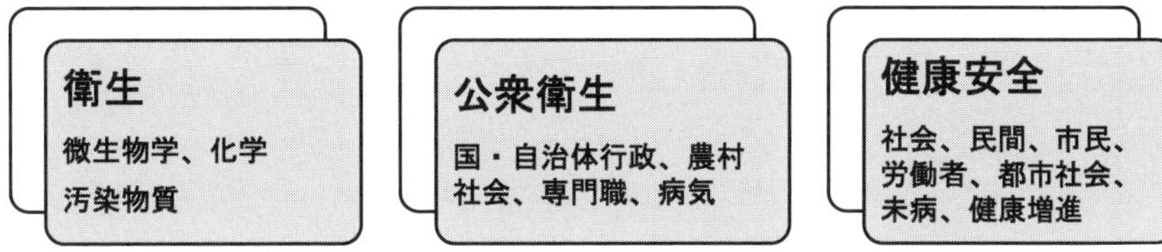

図7　公衆衛生の相転移　衛生・公衆衛生・健康安全

それでは、21世紀に求められている健康を保護する体制とはどんなものなのだろうか。21世紀に入り、衛生、公衆衛生という言葉を目にすることが少なくなってきている。その反面、健康という言葉は日常的に目にするようになっている。行政の部局名や政策、企業の商品やパンフレット、大学の新設学部、さらに中央省庁の内閣府、農林水産省、外務省、環境省、消費者庁などや、国連のホームページや政策には、健康、人間、安全、保障の言葉が必ず書かれている。つまり、「健康」、「健康の保護」というものは社会全体が取り組むものとなっていることがわかる。水蒸気になった「H_2O」のような存在になっている。

公衆衛生分野の政策の中でもこの変化を伺うことができる。それは厚生労働省が進めている国民健康づくり計画を21世紀に入り名称を「21世紀における国民健康づくり運動（以下、健康日本21）」と改めたことである。これは、1978年に「国民健康づくり計画」としてスタートして第1、第2次計画と進めてきたものの延長線の政策である。しかし、2000年に名称を「健康日本21」と改めている。これは国民健康づくり計画の第3次計画、第4次計画な

のであるが、それまでの行政主導のやり方を薄めている。国民を主体とした健康運動であるとしている。この政策の趣旨は「健康を実現することは、元来、個人の健康観に基づき、一人一人が主体的に取り組む課題であるが、個人による健康の実現には、こうした個人の力と併せて、社会全体としても、個人の主体的な健康づくりを支援していくことが不可欠である。（中略）。具体的な目標等を提示すること等により、健康に関連する全ての関係機関・団体等を始めとして、国民が一体となった健康づくり運動を総合的かつ効果的に推進し、国民各層の自由な意思決定に基づく健康づくりに関する意識の向上及び取組を促そうとするものである」としている。簡単にまとめると、健康は、個人が主体としたものとなっていることから、それを社会全体で支えるものとしたということになる。

6．健康安全の社会に向けたあらたな潮流

健康安全社会に向けた動きは、20世紀の後半から動き始めている。WHOは、1978年にアルマアタ宣言を出し、1986年にオタワ憲章を出している。社会の新たな潮流を感じさせるものとして、1970年に大阪で開催された「大阪万国博覧会」がある。

戦後、国民の健康を犠牲とし、環境を汚

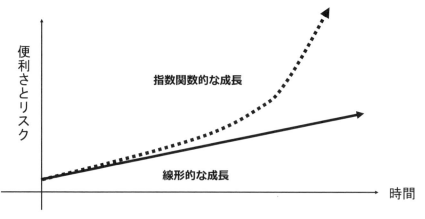

図8　便利さの追求と高まる健康へのリスク

がらず、むしろリスクとなることを社会が認識することになった。経済成長も健康リスクも、線形的な増大ではなく、指数関数的に高まってきているとの認識にもなった（図8）。

この時期は、公衆衛生の世界が大きく変化していく起点となった時期でもあった。たとえば、WHOは「すべての人々の健康を」というアルマアタ宣言を出している。それまでは、開発途上国に向けた保健政策を担っていたが、これ以降は、先進国も含めたすべての人々の保健医療サービスの提供体制や健康政策を進める組織に変化している。

染し、経済優先社会一辺倒できていた潮流を変化させる必要があると感じはじめた時期に開催されたものであったからである。それはメインテーマの「進歩と調和」という言葉に象徴されている。すでに、1962年にレイチェル・カーソンが人間の成長と経済効率性の追求が生態系に大きな影響を及ぼす事態になっているとして警告する『沈黙の春』を出版している。この本は、世界的に大きな反響を与え、科学・技術の進歩は何らかの社会的な制御や管理をしていかないと、必ずしも人類の幸福にはつな

その後、地球上のすべての人々の健康を守るには、保健・医療・福祉のサービスだけでは対応できないものであることが明らかとなったことから、WHOの活動の一部

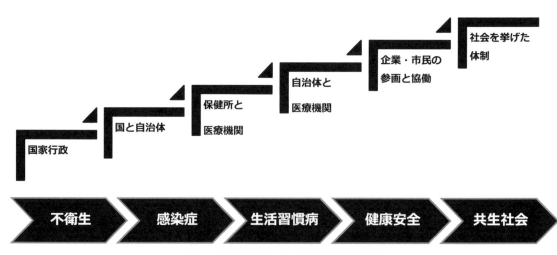

図9　健康課題とその推進体制の変遷

は地球環境や経済活動のあり方を含めて国連が中心になって取り組まないと解決できないものとされてきている。それがMDGs、現在のSDGsと考えることができる。グローバル経済社会となっている状況下で、健康政策を進めて行くには政財界を巻き込んで進めていくことが不可欠となってきている（図9）。

7. 万国博覧会のテーマと健康安全社会への潮流

2025年に開催される大阪・関西万国博覧会のテーマは、「いのち輝く未来社会をデザイン」とされている。人類のいのちは、宇宙・海洋・大地の自然界に支えられているという前提に立ち、人類も生態系の一部であると受けとめて未来を切り開く責務と行動が求められるとしている。最初の万国博覧会は、ロンドンのハイドパークで1851年5月1日より10月15日まで開催された。万博は、各国が科学技術の進歩を競い合って展示して科学技術により切り開かれる未来社会を夢見る場として開催が継続されているが、近年その万博の位置づけが変化してきている。

2025年の万博は、1970年の大阪万国博覧会から半世紀を経て開催されるものであり、そこで社会の潮流の変化を確かめてみる必要がある。1970年に開催された万博会場は万博記念公園として整備され、未来都市空間として林立していたパビリオンは撤収されてその跡地は自然の森と自然公園とされている。構造物は「太陽の塔」が残されているだけとなっている。「太陽の塔」は、万物のエネルギーの象徴として建てられたものであり、太陽の塔の内部には「生命の樹」が設けられ、アメーバーなどの原生生物からハ虫類、恐竜、そして人類に至る生物模型群が取り付けられている。つまり、2025年開催の大阪関西万国博覧会の「いのち」につながっている。

COVID-19が発生する前にすでに、健康と安全をキーワードとし、地球環境の持続可能を考えた経済社会としていく方向に歩み始めていた。COVID-19の流行は、それを加速させることを求めているように思われる。また、21世紀に入ってからの人間社会の変化は、公衆衛生の目標を、社会全体で取り組むものと認識としたものになってきている。

8. さいごに——パンデミックと格差

パンデミックと格差是正について、触れることにする。イギリスの公衆衛生は、コレラのパンデミックが誕生させた。パンデミックには、それまでの階級社会の構造を崩さないと対応できなかった。貧困者も含

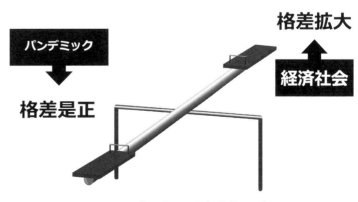

図10　パンデミックと格差の関係

めてすべての人々を対象として社会政策を
進めないといけなかったからである。日本
の公衆衛生体制の確立を急がせた結核問題
は、貧困者、労働者、軍人、学童・学生を
含めてすべての人々を対象とした保健予防
活動、医療提供体制と医療保障制度の整備
を促してきた。

　COVID-19 の流行に際しても、すべての
人々を対象とした生活経済支援対策、ワク
チン接種の徹底が進められた。コレラ、結
核と同じく COVID-19 の流行は、すべて
の人々を対象とした健康と安全を図る政策
の実施が求めた。つまり、パンデミックの
流行がすべての人々を平等に扱い、またす
べての人々が協調して対応する社会の推進
に寄与していることが示された（図 10）。
COVID-19 の流行は不幸な出来事であった
が、これまでの人間社会の歴史は、パンデ
ミックの来襲により、人間社会の現状を立
ち止まり見直させ、新たな時代に通ずる社
会の建設に歩み出してきたことを忘れず、
すべての人々が協働し、共生した社会へと
一歩前進していく契機となることを期待し
ている。

参考文献

1）関悌四郎：小歴史、大阪公衆衛生、NO.1、
　1958.
2）藤原九十郎：都市に必要な保健行政とその
　改善．大大阪．13（9）、19-24、1937.
3）橋本正己：公衆衛生現代史論、光生館、
　1981.
4）Acheson D. Public health in England. Report
　of the committee of inquiry into the future
　development of the public health function.
　London: HMSO. 1988.
5）多田羅浩三：公衆衛生の思想　歴史からの
　教訓、医学書院、1999.
6）高鳥毛敏雄：COVID-19 後の社会医学を展望
　する——結核対策の枠組みを超える．社会
　医学研究．38（1）、17-25、2021.
7）高鳥毛敏雄：「人新生」時代における社会医
　学を展望する．社会医学研究．39（2）、61-
　65、2022.
8）高鳥毛敏雄：コロナが問いかける人間社会
　と公衆衛生の未来．21 世紀ひょうご、33、
　3-14、2022.

基礎から学ぶコロナ後遺症

国立国際医療研究センター　国際感染症センター　国際感染症対策室　**森岡慎一郎**

要旨

新型コロナウイルス感染症の後遺症に関して、世界中から知見が集積されその疫学が明確になってきた。さらに、重症度別の後遺症患者の頻度、症状の遷延期間、後遺症発症と関連する要因が明らかになってきた。また、病態解明に関しても仮説レベルでの検証作業が進んでおり、今後の治療薬開発が期待される。新型コロナウイルスワクチンを2回接種することで、新型コロナウイルス感染症罹患後に症状が28日間以上遷延しにくくなることが明らかになった。よって、発症予防や重症化予防という観点だけではなく、遷延症状の出現予防という観点からも、新型コロナウイルスワクチン接種は重要であると考えられる。

はじめに

これまでにエボラウイルス病やデング熱といったウイルス性疾患でも後遺症があることが知られているが[1]、[2]、新型コロナウイルス感染症（coronavirus disease 2019：COVID-19）にも罹患後症状（いわゆるコロナ後遺症）があることが分かってきた。2020年7月頃より欧米から疫学報告が散見された[3]、[4]。その後、本邦からは国立国際医療研究センターや和歌山県からコロナ後遺症の疫学が報告された[5]、[6]。これらの疫学情報などをもとに、本章では2022年5月段階でコロナ後遺症に関して分かっていること、いまだ明確になっていないことを記載する。

コロナ後遺症の疫学報告

①厚生労働省研究班からの報告

厚生労働科学特別研究事業において、3つの実態調査研究結果が報告されている[7]。COVID-19後遺障害に関する実態調査（中等症以上を対象）では、2020年9月から2021年5月にCOVID-19で入院した967名の患者のうち、退院から3か月以上経過した512名を対象として解析を行った。退院3か月後の肺CT画像所見では、54％にすりガラス影や索状影などの異常影が見られた。呼吸機能低下の遷延の程度は重症度に依存し、肺拡散能が障害さ

れやすい傾向があった。発症急性期に多い症状と3か月後に多い症状は傾向が異なり、遷延症状のうち筋力低下と息苦しさは明確に重症度に依存していた。

COVID-19の長期合併症の実態把握と病態生理解明に向けた基盤研究では、2020年1月から2021年2月にCOVID-19 PCRもしくは抗原検査陽性で入院した525例を対象に、関連する診療科の専門家の意見を統合した症状に対する問診項目を網羅的に作成し、研究対象者から自覚症状について回答を得た。遷延する症状が1つでも存在すると、健康に関連したQOLは低下し、不安や抑うつ及び新型コロナウイルスに対する恐怖の傾向は強まり、睡眠障害を自覚する傾向が強まることが明らかになった。遷延する症状の有無に関わらず、診断6ヵ月後のアンケート結果から、約8割の患者は罹患前の健康状態に戻ったと自覚していた。

COVID-19による嗅覚、味覚障害の機序と疫学、予後の解明に資する研究では、病院入院中、ホテル療養中の無症状・軽症・中等症のCOVID-19患者251名を対象として、嗅覚・味覚の自覚症状やQOLの変化について退院1ヶ月後にアンケート調査を実施した。その結果、入院・療養中に味覚障害のみがある患者は4％と少なかった。嗅覚障害を自覚する患者の多くが嗅覚検査でも正常値以下を示したが、味覚障害を自覚する例の多くで味覚検査は正常であった。このことから、多くの味覚障害例は嗅覚障害に伴う風味障害の可能性が高いと考えられた。退院1か月後までの改善率は嗅覚障害が60％、味覚障害が84％であ

り、海外の報告ともほぼ一致した。味覚障害、嗅覚障害の症状はコロナウイルス感染症の治癒に伴い、大凡の人で早急に消失すると考えられた。また、QOLの変化については、食事が楽しめなくなったこと等に嗅覚・味覚障害と強い相関を認めた。

②国立国際医療研究センターからの報告

2020年2月から2021年3月にかけて国立国際医療研究センター病院のCOVID-19回復者血漿事業スクリーニングに参加した患者を対象として、2021年4月にアンケート調査を行った。調査項目は、患者背景、COVID-19急性期の重症度や治療内容、遷延症状の各症状の有無とその遷延期間であった。526名の対象者のうち、457名から回答を得た（回収率86.9％）。回答者の年齢の中央値は47歳、231名（50.5％）が女性、何らかの基礎疾患を有したのは212名（46.4％）、欠損値9名を除いた448名のうち、重症度は軽症が378名（84.4％）、中等症が57名（12.7％）、重症が13名（2.9％）であり、多くが軽症者であった。また、発症日からアンケート調査日までの期間の中央値は248.5日であった。

COVID-19の各症状は、①急性期症状（1か月以内に治まる症状）：発熱、頭痛、食欲低下、関節痛、咽頭痛、筋肉痛、下痢、喀痰、②急性期から遷延する症状（1か月以上遷延する症状）：倦怠感、味覚障害、嗅覚障害、咳嗽、呼吸困難、③回復後に出現する症状：脱毛、集中力低下、記銘力障害、うつに分類された。②と③に関して、発症時もしくは診断時からの日数と各症状を有

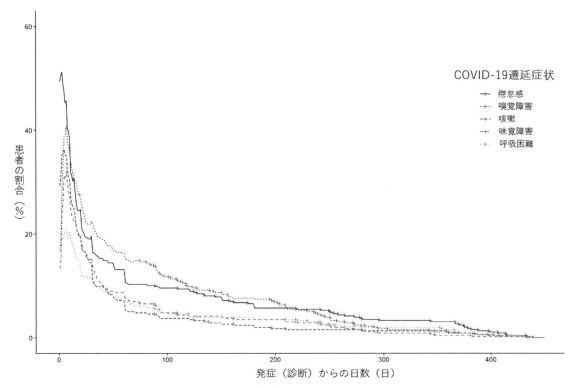

図1　発症（診断）からの日数と急性期から遷延症状を呈する患者の割合

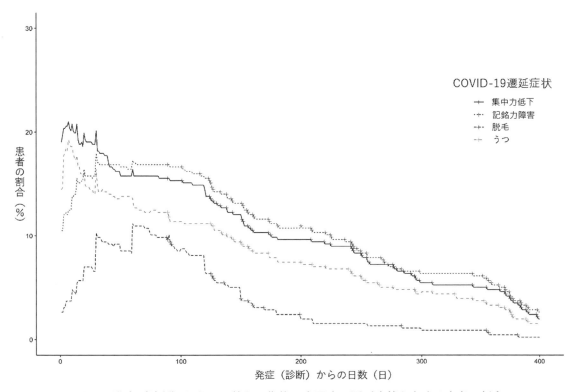

図2　発症（診断）からの日数と回復後に出現する遷延症状を有する患者の割合

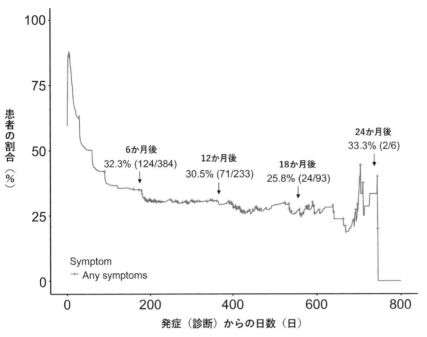

図3　発症（診断）からの日数と何らかの遷延症状が残る患者の割合

する患者の割合を図1、図2に示す。図3は発症時もしくは診断時からの日数と何らかの症状が残る患者の割合を表したものである。発症時もしくは診断時から6カ月経過時点で120名（26.3％）に、12カ月経過時点で40名（8.8％）に何らかの症状を認めた。解析方法から、12カ月経過時点での8.8％という数字は、過小評価している可能性があった。

　次に、倦怠感、味覚障害、嗅覚障害、脱毛に関して、その出現リスクと遷延リスクを解析した。男性と比較して女性ほど倦怠感、味覚・嗅覚障害、脱毛が出現しやすく、味覚障害が遷延しやすいことが分かった。女性であることがコロナ後遺症のリスク因子であることは、先行研究と同様の結果であった[8]、[9]。また、女性であることに加え、若年者、やせ型であるほど味覚・嗅覚障害が出現しやすいことが分かった。抗ウ

イルス薬やステロイドなどの急性期治療の有無と遷延症状の出現に関しては、明確な相関を認めなかった。よって、今回の研究結果からは抗ウイルス薬やステロイドなどの急性期治療がCOVID-19遷延症状の出現予防に寄与しないことが明らかになった。

　何らかのコロナ後遺症のある患者ではQOLが低下することも明らかになり、このことは社会の生産性低下に繋がる可能性がある。今後はこのような社会的インパクトに関しても定量化していく必要があると考えられる[10]。

オミクロン株の後遺症

　2021年12月から2022年2月にかけて国立国際医療研究センター病院に入院したオミクロン株感染者128名に電話インタビューを行い、53名より回復後の後遺症に関して回答を得た。そして、オミクロン株出現前にCOVID-19と診断された502名と年齢、性別、肥満の有無、ワクチン接種歴を揃えたうえで、コロナ後遺症の頻度を比較した。その結果、何らかの後遺症を有したのは、オミクロン群で5.6％であったのに対して、対象群で55.6％（p

= 0.003）であった[11]。このことから、オミクロン株はそれ以前の株と比較して後遺症が少ない傾向があることが分かったが、より多くの患者の協力を得て更なる検証を行う必要があると考えられる。

罹患後症状はいつまで続くのか

　2020 年 2 月から 2021 年 11 月にかけて国立国際医療研究センター病院のCOVID-19 回復者血漿事業スクリーニングに参加した患者を対象として、2022 年 3 月にアンケート調査を行った[12]。調査項目は、患者背景、COVID-19 急性期の重症度や治療内容、遷延症状の各症状の有無とその遷延期間であった。1148 名の対象者のうち、502 名から回答を得た（回収率43.7 ％）。発症時もしくは診断時から 6 カ月経過時点で 384 名中 124 名（32.3 ％）に、12 カ月経過時点で 233 名中 71 名（30.5 ％）に、18 カ月経過時点で 93 名中24 名（25.8 ％）に何らかの症状を認めた。このことから、COVID-19 発症から 1 年半たっても、約 4 人に 1 人に何らかの症状が残ることが分かった。罹患後症状で悩む患者の割合が経時的に減少するかどうかは、今後の研究で追跡する必要がある。

③中国武漢コホート研究
　1733 名の退院患者を対象とした中国からのコホート研究では、発症から約 6 か月間経過しても 76 ％の患者に何らかの後遺症を認めた[9]。頻度の高い症状としては、倦怠感や筋力低下（63 ％）、睡眠障害（26 ％）、脱毛（22 ％）、嗅覚障害（11 ％）

であった。また、このコホートの追跡調査では、発症から 12 か月後でも 49 ％の患者に何らかの後遺症を認めた[13]。また、男性と比較して女性の方が倦怠感や筋力低下（OR 1.43 1.04-1.96）、不安障害やうつ（OR 2.00 1.48-2.69）、呼吸機能検査での拡散能障害（OR 2.97 1.50-5.88）を認めやすいことが明らかになった。社会的な観点からは、もともと仕事をしていた479 名のうち 422 名（88 ％）が 12 か月後にはもとの職に復職していた。復職できなかった 57 名のうち、18 名（32 ％）は身体機能の低下のために復職できず、10名（18 ％）は解雇されていた。

　2020 年 1 月から 3 月までに武漢市で入院加療を受けた重症患者 83 名を対象とした前向き研究では、退院後経時的に 6 分間歩行試験、呼吸機能検査での肺拡散能の改善を認めた。また、自覚的な呼吸苦に関してはmMRC スコアを用いて定量化したところ、「激しい運動をした時にだけ息切れを認める」とするスコア 0 の患者の割合は、退院 3 か月後では 19 ％であったが、6 か月後に 70 ％、9 か月後に 88 ％、12 か月後には 95 ％と増加傾向であった。このことから、呼吸機能検査の改善とともに自覚的な呼吸苦も経時的に改善することが明らかとなった。

コロナ後遺症の定義

　現段階では、世界的に統一されたコロナ後遺症の定義はない。英国の National Institute for Health and Care Excellence（NICE）は、症状の持続期間によって①

Acute COVID-19：発症から 4 週間以内、② Ongoing symptomatic COVID-19：発症から 4 〜 12 週間、③ Post-COVID-19 syndrome：発症から 12 週以降の 3 つに分類した [14]。また、米国疾病予防センター（CDC）は、4 週間以上続く症状を Post-COVID Conditions と呼ぶことを提案した [15]。一方で、2021 年 10 月には世界保健機関（World Health Organization：WHO）からコロナ後遺症（Post COVID-19 condition）の定義が発表された。ここでは、発症から 3 か月の間に 2 か月以上続く症状があり、他の疾患で説明がつかないものと定義された [16]。デルファイ法を用いて広く意見を集め、医療者だけではなく、新型コロナウイルス感染症患者や感染した医療者なども参加していた。上記のように、現段階では複数のコロナ後遺症の定義が存在するが、研究などの観点からも今後は統一していくことが望ましいだろう。

コロナ後遺症の病態や原因

世界中でコロナ後遺症に関する研究が行われ、2021 年 11 月時点では米国で約 1300 億円、英国で約 30 億円を投資したが [17]、まだ病態や原因は明確になっていない。病態に関しては、英国の国立衛生研究所（National Institute for Health Research）がコロナ後遺症を Long COVID と呼び、「急性期症状の遷延」、「ウイルス後疲労症候群（post-viral fatigue syndrome）」、「集中治療後症候群（post intensive care syndrome：PICS）」、「心臓や脳への影響」の 4 つの病態が複雑に絡み合ったものと定義付けている。

コロナ後遺症の原因に関してはいくつかの仮説が提唱されている [18]。新型コロナウイルスはスパイクと呼ばれる突起が ACE2 受容体に結合することで細胞内に直接侵入・増殖し、組織を障害する。ACE2 は肺、脳、鼻や口腔粘膜、心臓、血管内皮、小腸に存在するため、後遺症として多様な症状を呈する可能性があると指摘されている [19]。その他の仮説として、サイトカインストームの影響 [20]、活動性ウイルスそのものの影響 [1]、抗体が少ないことによる不十分な免疫応答 [21] などが挙げられている。最近はコロナ後遺症と自己免疫の関連性に関する報告が散見され、発症から 12 か月後に神経認知症状が残る患者は、それが残らない患者と比較して、抗核抗体が 160 倍以上である傾向があった [22]。

コロナ後遺症の予防、 コロナワクチン

新型コロナウイルスワクチンを 2 回接種していた人は、1 度も接種していなかった人と比較し、COVID-19 罹患後に症状が 28 日間以上遷延しにくい傾向があった [23]。このことから、新型コロナウイルスワクチンは、発症予防や重症化予防だけではなく、遷延症状の出現予防にも寄与する可能性があり、今後の重要な研究課題と考えられる。次に、コロナ後遺症患者での新型コロナウイルスワクチンの有効性を検討した研究結果では、新型コロナウイルスワクチンによってコロナ後遺症が改善したという報告が多いが [24]、[25]、[26]、一部の患者において逆に症状の増悪を認めたという

報告もあった[27]。コロナ後遺症患者における新型コロナウイルスワクチンの有効性に関しては、更なる検証が必要である。

コロナ後遺症診療の
現状と今後の課題

　2021年12月に『新型コロナウイルス感染症診療の手引き　罹患後症状のマネジメント』が公開された[28]。特徴としては、症状ごとにアプローチ方法がフローとして整理されており、どの症状においてもまずはかかりつけ医等が初療を行うこと、必要に応じて専門家に相談することが記載されている。現段階ではコロナ後遺症に対する確立した治療法はなく、対症療法が中心となる。同手引きに明確な治療方針は記されておらず、具体的にどのような治療を行うかが分からないといった開業医の先生方の声をしばしば耳にする。現場では手探りで対処療法が継続されており、そのような知見を集積してまとめることが、有効な治療法を見つける手掛かりになると考える。治療効果の検証においては無作為化比較試験が行われるのが望ましいが[29]、現実的には困難な面があり、まずは症状ごとに効果が期待される治療法を検証された尺度で評価することが重要である。同時に、コロナ後遺症の病態解明から創薬に繋げることも、今後の重要な課題である。

参考文献

1 ）Hartley, C., et al., *Pathogenesis of Uveitis in Ebola Virus Disease Survivors: Evolving Understanding from Outbreaks to Animal Models.* Microorganisms, 2020. 8 (4).

2 ）García, G., et al., *Long-term persistence of clinical symptoms in dengue-infected persons and its association with immunological disorders.* Int J Infect Dis, 2011. 15 (1): p. e38-43.

3 ）Carfi, A., R. Bernabei, and F. Landi, *Persistent Symptoms in Patients After Acute COVID-19.* Jama, 2020. 324 (6): p. 603-605.

4 ）Weekly / July 31, 2020 / 69 (30); 993-998.

5 ）Miyazato, Y., et al., *Prolonged and Late-Onset Symptoms of Coronavirus Disease 2019.* Open Forum Infect Dis, 2020. 7 (11): p. ofaa507.

6 ）https://www.pref.wakayama.lg.jp/prefg/041200/d00203179_d/fil/kouhyou5.pdf

7 ）第39回新型コロナウイルス感染症対策アドバイザリーボード資料 2021.6.16. https://www.mhlw.go.jp/content/10900000/000798853.pdf（2022年3月12日アクセス）.

8 ）https://doi.org/10.1101/2020.10.19.20214494

9 ）Huang, C., et al., *6-month consequences of COVID-19 in patients discharged from hospital: a cohort study.* Lancet, 2021. 397 (10270): p. 220-232.

10）Impact of long-COVID on health-related quality of life in Japanese COVID-19 patients. https://www.medrxiv.org/content/10.1101/2021.09.27.21264225v1

11）Morioka, S., et al. Post COVID-19 condition of the Omicron variant of SARS-CoV-2. Journal of Infection and Chemotherapy. In press in August 2022.

12）Morioka, S., et al., *Epidemiology of post-COVID conditions beyond 1 year: a cross-sectional study.* Public Health, 2023. 216: p. 39-44.

13）Huang, L., et al., *1-year outcomes in hospital survivors with COVID-19: a longitudinal cohort study.* Lancet, 2021. 398 (10302): p. 747-758.

14）https://www.nice.org.uk/guidance/ng188

15）https://www.cdc.gov/coronavirus/2019-ncov/long-term-effects.html（2021年5月8

日閲覧）

16）A clinical case definition of post COVID-19 condition by a Delphi consensus, 6 October 2021. https://www.who.int/publications/i/item/WHO-2019-nCoV-Post_COVID-19_condition-Clinical_case_definition-2021.1

17）NHK クローズアップ現代＋「急増 現役世代コロナ後遺症 最前線で何が」https://www.nhk.or.jp/gendai/articles/4603/

18）https://www.cdc.gov/coronavirus/2019-ncov/hcp/clinical-care/late-sequelae.html

19）Crook, H., et al., *Long covid-mechanisms, risk factors, and management.* Bmj, 2021. 374: p. n1648.

20）Yende, S., et al., *Long-term Host Immune Response Trajectories Among Hospitalized Patients With Sepsis.* JAMA Netw Open, 2019. 2 (8): p. e198686.

21）https://www.medrxiv.org/content/medrxiv/early/2020/04/06/2020.03.30.20047365.full.pdf

22）Seeßle, J., et al., *Persistent symptoms in adult patients one year after COVID-19: a prospective cohort study.* Clin Infect Dis, 2021.

23）Antonelli, M., et al., *Risk factors and disease profile of post-vaccination SARS-CoV-2 infection in UK users of the COVID Symptom Study app: a prospective, community-based, nested, case-control study.* Lancet Infect Dis, 2022. 22 (1): p. 43-55.

24）Belluck P. Some Long Covid Patients Feel Much Better After Getting the Vaccine. New York Times2021.

25）Are vaccines safe in patients with Long COVID? A prospective observational study. https://www.medrxiv.org/content/10.1101/2021.03.11.21253225v3

26）Change in Symptoms and Immune Response in People with Post-Acute Sequelae of SARS-Cov-2 Infection (PASC) After SARS-Cov-2 Vaccination. https://www.medrxiv.org/content/10.1101/2021.07.21.21260391v2

27）Change in Symptoms and Immune Response in People with Post-Acute Sequelae of SARS-Cov-2 Infection (PASC) After SARS-Cov-2 Vaccination. https://www.medrxiv.org/content/10.1101/2021.07.21.21260391v2

28）新型コロナウイルス感染症診療の手引き 罹患後症状のマネジメント. chrome-extension://efaidnbmnnnibpcajpcglclefindmkaj/viewer.html?pdfurl=https%3A%2F%2Fwww.mhlw.go.jp%2Fcontent%2F000860932.pdf&clen=1985893&chunk=true. 2022 年 3 月 19 日アクセス.

29）Thomas, S., et al., *Effect of High-Dose Zinc and Ascorbic Acid Supplementation vs Usual Care on Symptom Length and Reduction Among Ambulatory Patients With SARS-CoV-2 Infection: The COVID A to Z Randomized Clinical Trial.* JAMA Netw Open, 2021. 4 (2): p. e210369.

第 55 回
全国保健師活動研究集会
報告集

健康格差社会と公衆衛生の課題

千葉大学予防医学センター　**近藤克則**

はじめに

　私が健康格差の問題に取り組み始めたのは 1999 年のことでした[1]、[2]。それから 24 年がたち、四半世紀になります。その間に、全国の保健師さんたちとどんなことをしてきたのか、どこまできているのか、残されている課題な何かという視点でまとめてお話しします。

　特にこの数年大きく前進したのは、社会実装に向けての取り組みです。PFS という言葉を聞いたことがあるでしょうか。Pay For Success の略語で、成果連動型民間委託契約方式のことです。現在、日本の政策の新しい取り組みとして、内閣府[3] が成果連動型事業推進室を作り、厚労省を始め国土交通省、経済産業省などを巻き込みながら、成果の上がる施策に対して、成果連動型の報酬を払う方式を導入しようとしています。

　昔は仕様書通りにすると定額の報酬でした。そうではなく、PFS では、成果が上がっていることを確認できたら、その分上乗せで払うから、もっと民間頑張ってねと、委託報酬を成果連動型にしようとしています。PFS に私もかかわっていて、手ごたえを感じていますので、そのことも含めて公衆衛生分野がどのような方向に変わっていきそうなのか、その中で、保健師がどういう役割を果たすべきなのか考えていただく材料を提供したいと思います。

1　社会課題の発見から改善に至る 8 段階

　まず、健康格差社会という社会問題についてです。一つの社会問題に気づかれて、そこから改善に向かうにはどのような段階があるのかまとめました[4]。

1）発見

　まずそういう社会問題があることに気が付く。現場の保健師の気づき、問題が発見されるところです。最初は事例ベース、エピソードベースなので、極端な例なのではないかとやりすごされている時期が結構あります。

2）早期警告

　その中で、特殊な例ではなく、一般的に

みられることではないのか、社会として対応しなければいけないのではないか、放置すべきではないのではないかなど、早期警告として、こういう問題があるのではないかと発信するが大事です。

3）実証

すると、他の地域からも、似たような問題があるよとか、あっちにもある、きっとこれは普遍的な現象だから放っておけないよねという声が高まってきます。

4）議論

そこで調査研究が行われて、調査によって裏付けられ、政策として対応すべきだと議論が始まるわけです。

5）合意形成

議論してもそんな簡単に合意形成はできません。5年とか10年とか議論は続きます。やがて放っておけないという合意ができると政策ができます。

6）政策導入

そこからこういう政策をしたらよいのではないかと、最初は仮説、あるいは関係者の執念、熱い思いで始まります。やがて、やってみた効果はあったの？　と評価されます。

7）政策の改善・普及

これはいいねとか、あれは期待外れだったとか。よかれと思ってやったことが100発100中当たることはめったにありません。こういう取り組みは良いのでもっと続

けようとか、ここをもう少し改善したらよいのではないかとか、検討されながら普及します。

8）社会課題の改善

それが社会全体に実装されて、やがて社会問題の改善に向かうという長い長いプロセスがあるわけです。

健康格差社会については、大体7段階目くらいまできていると思います。ここまでに20年くらいかかっています[5]。

2　健康格差社会の「発見」から「議論」まで

1）健康格差の気づき

まず私が最初に健康格差がこんなにあるんだ、これは放っておいてはいけないと思って書いたのが、2000年の論文です[2]。着想したころ私は臨床医でした。バブル景気で、よかった景気が崩壊していく時期でした。

受け持っていた脳卒中の患者さんのうち、どんな人が家に帰れたのか、関連要因をみていると、生活保護の方が家に帰れる割合が非常に低いことが分かり驚きました[6]。もうひとつ驚いたのは、受け持っていた患者さんのうち生活保護を受けている人が4％もいたことです。生活保護の受給率に比べ、桁違いに多かったんです。そこで、今でも貧困と病気が深く結びついているのではないかと、私は仮説を立てました。

しかし臨床医には検証できません。やがて日本福祉大学に籍を移した後、検証に取り組みました。ある自治体にご協力いただいて、その自治体の全高齢者の所得データ

を使い、所得の多い人と低い人で、要介護認定を受ける割合を、男性、女性に分けて、比べました。年齢が上がると介護認定を受ける人も増えるので、年齢を5歳刻みに分けて、同じ年齢層の中で、つまり年齢の影響を差し引いた上で、所得と要介護認定の関連があるかを見ました。すると所得階層による介護保険認定の割合が、5倍も違うことが分かりました。3割多いとかかなあと思っていたところが、5倍も違うとでて、驚きました。間違いじゃないかと思ったほどです。日本の中でこんなに健康格差があったのか、5倍も違う健康格差を放っておいてよいのかと考えました。

選挙の一票の格差は、最高裁の判決では2倍が限界です。命の重さに5倍の格差が許されてよいのかと、これは放っておけないと考えました。

2）早期警告と議論

勇んで、学会で報告しました。質問が何もでなくて拍子抜けしましたが、学会後に、いろいろなリアクションが出てきました。「極端な例でしょう」「他の自治体ではどうなのか」「関連があったとしても原因と結果のどっちが先か分からない」「健康状態が良い人はしっかり働ける。健康状態が悪い人は、なかなか仕事が続かないから収入が減っただけでは」「低所得だから健康が損なわれるとは限らないじゃないか」「仮に関連があったとしてもなぜそうなっているのかメカニズムが説明できなかったら、たまたまかもしれないじゃないか」などなど、です。極端な例をあげると、アイスクリームの売れ行きが多い日は暑い日ですか

ら、水の事故が多いですよね。ではアイスクリームの販売を中止にすれば水の事故は減るのかと、そういうことではないですよね。なので、メカニズムを解明しないと、納得がいかないという声でした。「低所得が原因だとしてもお金を配るなんてできない。どんな対策があるのか」という反応もありました。

3）社会的要因の分析

私に与えられた選択肢は2つ。手強い課題だから、気が付かなかったことにしようというのが一案、もう一案は腰を据えて何十年かかってもやるという覚悟でやることでした。私は後者を選びました。とても一人ではできないと思ったので、関心のある仲間を集め、データを使ってやりました。幸いなことに、多くの研究者が参加してくれました。一つの自治体のデータでは……といわれたので、協力をいただける自治体をふやそうと努力しました。

医学の進歩は、目に見えないミクロな要因に健康の理由を求める方向に進歩しました。DNAとか目に見えないミクロな生物学的な要因で、病気が起きるという見方ですね。ねずみで実験ができるような要因です。

でも健康に影響するのは、生物学的な要因だけではない。個人が持っている社会的な要因、さらに本人の周りにある社会的環境要因も影響している。そういう社会的要因が実は健康に大きな影響を及ぼしているのではないか、それを示すエビデンスが増えてきました。

もう一つは、メカニズムがわからないと、

納得いかないという声をいただいたので、理論仮説を本に書きました[7]。まず右側に健康状態を置いて、すぐ左は神経、内分泌など生物学的要因です。その手前にあるのが生活習慣。川の流れに例えたとき、上流にある要因として、心理的要因があり、その上流に、支え合いやネットワークの社会的要因があり、さらにその上流に地域レベルの社会的要因があります。地域の格差とか、ソーシャルキャピタルの豊かさや地域社会の要因があって、これらが積み重なっていって、健康が損なわれるのではないかという仮説を示しました。

4）大規模調査での実証

今の医学研究は、下流のところをやっています。もっと上流からの社会的要因を含む研究をすべきではないかと呼びかけました。すると、若手の研究者が集まってくれました。今も毎月研究会をやっています。全国から少ないときで50名、多いと80名くらいの参加があります。現場の保健師さんも参加してくれています。

人が集まってくれていたので、研究プロジェクトを大きくすることができました。最初は3人で2つの自治体で始めましたが、今では研究者が50人以上、2022年度には75市町村の35万人の高齢者に調査票を送るという大規模な調査が進行しています。

2003年調査では、15市町村約3万人のデータが集まりました[8]。経済状況別に、うつ状態の割合を比べました。年齢の影響を差し引いてみると、所得が低い人ほどうつが多いとわかりました。全国の数十の自治体のデータが集まることで、1自治体だけのことではないと証明され、「極端な例ではないのか」という批判に対して「全国の市町村でみられる普遍的な状態である」と反論できたわけです。

5）ソーシャルキャピタルの影響

また、健康に影響する社会的要因をいろいろ探して、見えてきたのは、人とのつながりの豊かさが持つ力、ソーシャルキャピタルでした。「ソーシャルキャピタル」という言葉が入った学会発表を初めて日本でしたのは、私たちのグループでした。

当時は、転倒予防が政策課題になっていた時期で、調べると、2割くらいの人が転倒したことがあるとわかってきました。私たちは3万人規模のデータをもっていましたから、個人レベルの要因ではなくて、小学校区レベルの要因を分析しました。最も転倒している人が少ない小学校区は7％に対して、転んでいる人が最も多いところは、31％も転んでいました。他のまちに比べて、4倍転びやすいまちがあることになります。皆さんの暮らしているまちは転んでいる人が多いですが、少ないですか。そういうことを診るのが地域診断ですね。では、どういうまちで転ぶ人が多くて、どういうまちで少ないのか。関連が強かったのは、スポーツのグループ、ラジオ体操やグランドゴルフなど地域には集まりがいろいろありますが、それらに週に1回以上参加しているという回答が4割のまちでは転んでいる人が少ないのです。一方、1割しかいないところは、転んでいる人が多い。保健師さんたちは自主グループをつくる活動をし

てきました。それが定着しているまちでは、転ぶ人が少なくて、介護予防ができているということが見えてきました。

これが1自治体のデータではなくて、数十の自治体のデータとしてでてきたので、厚生労働省が着目してくれました。社会保障審議会の介護保険部会の資料として使用されました。それが1つのきっかけとなって、日本の介護予防施策の方向転換につながりました。

6）ハイリスクアプローチではなくてポピュレーションアプローチ

2014年度までは、ハイリスク者に着目し、基本チェックリストでハイリスクと判定された人を集めて介護予防教室をするというのが基本でした。でもうまくいかなかったのです。厚労省は高齢者人口の約5％に介護予防教室に来てもらおうとしましたが、「あなたは寝たきりになる可能性が高いですよ」とお知らせをしても、「失礼なことをいうな」となり、定員は50人なのに10人も集まらない。そんな実態があって、ハイリスクな個人に着目してもうまくいかない、限界があるということが見えてきました。

そんな時、自分達でスポーツの会をやっているまちは転倒が少ないと見えてきました。他にも、趣味の会でみても、やはり参加者が多い市町村ほど、うつが少ない、メンタルヘルスが良い。認知症リスクでも、低いところだと25％、高いところだと60％が認知症リスクありと、町によって、2倍以上の差がでます。どんなまちかと調べたら、ボランティア、老人会などの地域

の会のいづれかに参加している人が7割いる地域は認知症リスク者が少ない。参加している人が2〜3割のところは、認知症リスク者が多い。人口密度が高い都市型の地域から、人口密度が低い農山村的地域まで、どこでみても、この関係がありました。いかに社会参加してつながることが大事なのかとはっきりしてきました。それを受けて、住民主体の「通いの場」を増やす。ハイリスクアプローチではなくてポピュレーションアプローチへという方向に介護予防施策が方向転換されました[9]。

7）縦断追跡調査からみえてきたこと

先ほどの「スポーツやっている人が多いまちで、転ぶ人が少ない」と言う関連には、「スポーツの会に参加しているから転ばない」という関連の他に、実は「転んでいるから、スポーツの会には行けない」という、逆の因果関係を含んでいます。

そこで、逆の因果関係を除外しても関連が残るのか確かめるために、縦断追跡調査をしました。3年間追跡して、追跡時点で転んでいた人は分析対象から外して、転んでいなかった人だけを追跡して、社会参加していた人、していなかった人のどちらのグループから転ぶようになる人が多くでてくるのかを確かめる。あるいは、介護認定を受けていない人を対象にして、どういうグループに参加していますかと聞いておいて、3年間追跡をして、参加している人と、参加していない人と比較して、どちらが認定を受ける人が多いのか、答えを出すわけです。例えば2013年に参加状況を調べておいて、16年まで追跡して認定を受ける、

健康を損なうか、時間的な前後関係がわかるデータを分析するわけです。

結果、一番介護予防効果があったのは、仕事をするということでした。2番目がスポーツの会、地域活動の参加、環境美化の活動でも効果がありました。介護予防教室は参加している男性は少なかったので、統計学的には誤差範囲でした。介護予防の活動だけに介護予防効果があるというわけではないんですね。皆さんでごみを拾いましょうという活動の方が介護予防効果があるかもしれないのですね。

死亡、要介護認定、認知症発症のリスク、さらに厚労省があげた介護予防の6つのリスクについて、JAGESでは研究を蓄積してきました。例えばアルブミンのような生物学的な要因です。心理的要因として、うつも関連ありました。社会的要因として、ソーシャルキャピタル、所得などの社会階層、教育をうけられたかどうかライフコースの要因、地域レベルのソーシャルキャピタルなどの地域の環境要因も関連していました。こういう研究論文をかれこれ300本ほど書いてきました[4]。

3 「合意形成」から「政策の改善・普及」まで

1）2009年総会決議

世界中でエビデンスがたまってくると、社会が動き始めます。大きな転換になったのは、WHO総会決議です。Social determinants of health 健康の社会的決定要因を略してSDH委員会を設置し、世界中の保健医療福祉の専門職は対策をとるべきだ、国も対策をとるべきだという総会決議を2009年にあげました[10]。

この総会決議がでるまでは、社会格差とか経済的要因とかいうと、「それって医学なの？」などと、いろいろ言われていました。保健師さんにも、保健の担当業務ではないですとか言われていました。でも2006年に、この保健師活動研究集会に呼んでいただいたとき、参加している保健師さんから、現場には健康格差の問題はある、放っておいてはいけないと応援していただいたことが印象に残っています。

WHOの総会決議があがって、保健師をはじめ、公衆衛生の関係者たちが、放っておいてはいけない問題だと動きだしました。さらに厚労省が健康日本21の第二次の基本的な方向の中に、「健康寿命の延伸と健康格差の縮小」をめざすことを明記しました[11]。これで健康格差対策は保健師がやるべきことになったんですね。

健康日本21(第二次)の概念図をみると、左手にある生活習慣病対策を第一次では一生懸命やりました。ところがそれには期待したような効果が確認出来ませんでした。そんな時にWHOの総会決議があがり、厚労省から連絡をもらったことを覚えています。健康格差の縮小をめざすことが基本的な方向に明示され、そのために社会環境の整備、社会参加の活用、参加のためのアクセスの改善などが大事だということが書き加えられました。2012年の告示ですから、私が健康格差を研究し始めてから、12年ほどたっていました。

2）実践へ向けて

健康格差の縮小を目指すことが決まりま

したが、では何をやっていけばよいのか、効果はあるのかという疑問は、一つも解決していないわけです。私が専門としている社会疫学のテキストの中に、「観察するだけでは不十分だ、健康改善に向けて介入して評価をすべきだ」という考え方が書かれています[12]。

愛知県武豊町で介護予防の実践をして、評価しています[4]、[9]。当時、ソーシャルキャピタル、人々のつながりが健康を守るという理論仮説に基づき動き出しました。町のあちこちに高齢者が集まるサロンを保育所の数くらいにふやそうと提案しました。保健師さんから、手伝ってくれる登録ボランティアは20名、保育所の数は14か所、2人で1か所なんて、ボラティアさんが疲れてしまって、回らないですよと言われました。そこで、住民説明会を実施することにしました。このまちでやった縦断研究の結果が出て、どういう人が認知症になりやすいのか、なりにくいのかその手掛かりが見えてきたので、調査に協力いただいた町の皆さんに結果の説明会をさせてもらいました。50〜60人ほどの人が集まってくれました。その中で、ボランティアなど地域活動に参加している人の認知症の発症を1とすると、参加していない人の認知症の発症率は、ざっと2倍高く、認知症になりやすいことが判明しました。ボランティアなどに参加していると、認知症になりにくいことが見えてきたのです、などと報告しました。

すかさず、「ところで、皆さんの中で、できれば認知症になりたくないという方はどのくらいいますか」ときくと、多くの手が上がりました。「手を上げた方の中で、自分にもできることで認知症になる確率を約半分に減らせるかもしれないことがあったらやってみたいと思われる方はどれ位いますか」と聞くと、やはり多くの手があがりました。そこで「皆さんは幸運です。今度、町がボランティアを募ることになりました」と、呼び掛けてみると、ボランティアがわっと増えました。ワークショップに集まった皆さんに、何をしたらよいか一緒に考えてもらいました。準備や後片付けも適度な運動になって、健康に良いですからとセルフサービスでやってもらいました。最初「体操をしよう」という声がありましたが、体操だけだと飽きてしまう、体操は苦手という人もいるので、季節行事なども取り入れたり、保育園の子どもも連れてきて交流したりとか、いろいろアイデアがでました。このサロンに来ている人を追跡していくと、年々、地域にある運動や趣味の会とか、他のボランティアとか、老人会などにも参加する人が増えていきました。また主観的健康感とか、「楽しみが増えた」などポジティブな心理が増えることがわかってきました。サロン自体は月に1〜2回ほどですが、生活全般が活発になってきました。追跡すること5年、要介護認定を受ける人が非参加者に比べて、参加者ではおよそ半分、認知症についても7年間で3割ほど発症率が低いなど、介護予防効果があることが確認できました。みんなが気軽に歩いて行ける場所に「通いの場」がたくさんあることで、参加する人を増やし、参加者の健康を守れることが見えてきました[9]。

3）全国の保健師との実践──通いの場づくり

　私が心配していたのは、もしかしたら健康意識が高い、お金に余裕があって高学歴の人ばかりがサロンに参加するようになったら、その人たちがますます健康になり、大変な状況の人達ほど参加せずに取り残されてしまったら、返って健康格差を広げてしまうことです。だから調べてみました。これは全国47市町村のデータを使いました。スポーツの会、ボランティアの会などは、高所得、中所得の人たちの参加率が高いのです。男性の一番人気のスポーツは数万人のデータでみてみると、ゴルフです。ゴルフはそこそこお金がかかります。結局お金がある人の方がいくわけです。それに対して、通いの場いわゆるサロンには、低所得の人の参加が多い市町村が約6割でした。住民主体の場で、徒歩圏内にあって、1回100〜200円で通える。そうすると今まで行先が無かった人達が来てくれる。これなら、健康格差の縮小につながりそうです。

　通いの場づくりを、全国の保健師さんたちと一緒にやって、いろいろな実践事例がたまりました。さらに広めようとしていたところに、コロナ感染症がやってきました。コロナ流行下でもできることはないかと、全国で行われているいろいろな工夫を本（近藤克則編『ポストコロナ時代の「通いの場」』日本看護協会、2021）[13]にまとめました。コロナ禍で、直接は会えないけど、交換ノートを回すことで励まし合ったとか、オンラインでとか、いろいろなノウハウをまとめました。

4）健康格差の縮小はできたのか

　紹介したような一連の流れを受けて、国が2012年に健康格差の縮小を目指すと政策文書の中に掲げました[11]。それに相次いで、2013年にこども貧困対策法や生活困窮者自立支援法、そして自殺対策基本法もハイリスクの個人に着目していたアプローチから、もう少しコミュニティに着目していこうという改正が2016年に行われました。「健康日本21（第2次）」の最終評価では、47都道府県間の健康寿命の差を指標とする健康格差が、男性では縮小しました。健康格差が10年前より縮んだことが確認できました。女性は一番上と一番下の差は縮小しませんでしたが、そこを除くと、格差は縮小しています。

　私が健康格差についての研究を発表したとき、いろいろな疑問や批判がありました。それに対し、社会的な要因が先、健康課題が後という時間的な前後関係があることを確認し、メカニズムについても研究によって裏付け、対策を試み、効果検証も始まっています。「健康日本21（第2次）」で健康格差の縮小が確認されるところまで、20年間かけて、ここまできたことになります[4]、[5]。

4　到達点と「健康日本21（第3次）」に向けた課題

1）自然に健康になれる環境づくりとライフコース

　「健康日本21（第3次）」（案）が厚労省のホームページで公開されています。「健康格差の縮小」を目指すと掲げられたころ、10年後に縮小できなかったら、基本的方

向からはずされて、後戻りをしてしまうのではないかと私は恐れました。実際には、男性では健康格差の縮小が確認できたこともあって、引き続き基本的な方向として「健康格差の縮小」は残りました。社会環境の質の向上も残りました。

新しく加わったのは、「自然に健康になれる環境づくり」です。それから、「ライフコース」という考え方。この2つが加わったのが特徴です。健康日本21の数値目標の小見出しを書き出して比較してみました。第一次では生活習慣病に着目していました。第二次で、健康格差の縮小、社会環境が加えられました。そして第三次では、自然に健康になれる環境づくりとして、食環境づくり、運動しやすいまちづくりでなどが、追加されています。

2）「健康日本21（第3次）」に向けて

忙しい日常の業務の中で、10年単位で公衆衛生施策がどのように変わってきたのかを考えることはなかなかないと思います。生活習慣だけではない、社会環境も大事だということを、公衆衛生関係者で合意形成して、そこから政策に結び付けていく。「健康日本21（第3次）」の取り組みの中で新たな課題を明らかにして、第四次での現場での取り組みを作っていくのは、公衆衛生専門職である私たちです。現場から、こういう課題がある、こういうことをやるべきだということを、情報発信して欲しいと思います。

「健康日本21（第3次）」に向けて、2020年の論文[14]で課題に上げたもののうち、半分程度は反映されました。健康格差を例に20年を駆け足で振り返りましたが、課題発見、早期警告、データに基づき論議、合意形成され、政策に反映、初期的な実践に対する評価をされ、男性では健康格差が縮んだと確認されました。引き続き、自然に健康になれる環境づくりやライフコースでのアプローチなどを強化しながら、さらに取り組んでいく。20年かかって、健康格差は、まだなくなったわけではありません。現場からみればいまだに苦しんでいる人がいっぱいいるのは明らかだと思います。

5　保健師の現場における課題

1）「健康格差対策の7原則」

では、まだ残されている健康格差に対して保健師は何をするのかを「健康格差対策の7原則」[4]を手掛かりに考えてみたいと思います。

「健康格差対策の7原則」は2015年に公益財団法人医療科学研究所が作成したものです。大きくわけると、「始める」「考える」「動かす」の3段階です。まず課題の共有から「始め」、対策を「考え」「動かす」るときに、気を付けること、原則を7つにまとめたものです。

第1原則は、「健康格差を縮小するための理念・情報・課題の共有」です。健康格差がどのくらいあるのかという情報、あるいは特にここが課題だよね、健康格差は縮小すべきだよねと関係者で共有することが出発点です。これについては、健康日本21の基本的方向として健康格差の縮小に取り組もうと明記されますから、第一ス

テップはクリアしたことになります。

2）配慮ある普遍的対策

第2原則は「貧困層など社会的に不利な人々ほど配慮を強めつつ、すべての人を対象にした普遍的な取り組み」です。社会経済的状態が良い人悪い人の実態をみると、例えば所得が低くなるのにつれて健康水準が直線的に悪くなるのではなく、最低所得に近づくほど大きく落ち込む曲線を描くことがわかっています。そうすると、すべての所得階層に一律に対策するのではなく、より困難な人たちにより大きな支援をする必要がある。底上げを図るような対策を考えていくということです。

具体例として神戸市の保健師さんたちとやったことですが、これまでの事業は市全域ですることが多かったが、困難な地域を重点的に支援しました。市内の78圏域で比較すると、多くの指標が悪いC地区がありました。調べてみると、地域資源が乏しく、C地区は人が集まれる場所が少ないことが分かってきました。なんとか通いの場を増やそうと、まず団地の集会室を使いました。他に協力してくれそうな保健医療機関はないかと探しましたが、この地区には医療機関もありませんでした。かろうじてみつけたのは、整骨院ですが10人も入れない。他にもいろいろ探して、ようやく見つけたのは、薬局のチェーン店でした。その駐車場が歩こう会の集合場所になりました。みんなが知っているところを上手に使うということもありなんですね。こんなふうにC地区にカフェを立ち上げたり、ウォーキングサークルを作ったり、いろいろな支援をしました。

保健師さんならわかると思いますが、立ち上げたといっても、みんながみんな上手くいくとは限らないんですね。この地区も3つグループを立ち上げましたが、1〜2年で元気がなくなって活動停止してしまうとか、いろいろなドラマがありました。1つの活動だと月に1〜2回ですが、地域に目を向けると、いろいろな活動があるので、相互乗り入れしようという方向になりました。すると1か所は月に1回でも、地域に25箇所あると、毎日のように、どこか行けるところがあることになります。そうすると交流が生まれてつながりができていきます。ウォーキングサークルで歩いたあと、お茶をしたくなる、だったら○○カフェをゴールにしよう。○○カフェからすると、普段とは違うお客さんも来るので、賑わいが生まれます。お互いがつながることで、お互いが元気になるような反応が地域の中でできてきました。

「地域を変える」と言うのは簡単ですが、実際に地域を変えるのは3年でも難しい。たくさん立ち上げ支援しても、活動停止したり、それでもあきらめずに6年間ほど支援を続けていくうちに、趣味の会や運動の会が増えて、参加する人が増えていった。それと平行して、うつや物忘れの自覚がある人の割合などは、だんだん減っていった。8年かかって、健康指標が良かった比較対照地域と同じ水準までになりました。8年前に調べた時は、対照地域と重点支援地域の間に健康格差があったわけですが、8年がかりで健康格差が縮小して差がなくなったと確認できました。このように社会的に

不利な人ほど、社会資源の乏しい地域に住んでいる。その地域の人が資源にアクセスできるような環境づくりをしています。

3）ライフコース

第3原則は「胎児期からの生涯にわたる経験と世代に応じた対策」です。胎児期、つまりお母さんのお腹にいるときに貧困にさらされた人たちは、低栄養になりやすく、出生時体重が低めです。そういう人たちが糖尿病を発症しやすいこともわかってきています。成人になって生活習慣病対策をしても遅い、子どもの頃から対策をとっていくことが大事です。

15歳当時の生活程度を聞いて、中、上、下とか自己評価してもらい、高齢期の野菜摂取頻度を比較しました。子どものころに貧困にさらされていた人たちは、野菜や果物の摂取頻度が少ない人が多いことがわかりました。こどもの頃の影響が50年たっても食生活習慣に影を落としていました。

分析する中で、不思議な現象に気づきました。77歳以上では格差が大きい。しかし65〜69歳の層では格差がみられない。77歳以上の世代は、戦前生まれ世代で、学校給食がない世代です。母親が作った食事しか経験がなかったり、食後にフルーツを食べる食文化がなかったり、野菜をどれ位食べるのが良いのかを知る機会もなかったんです。一方、65—69歳の世代は戦後の学校給食経験世代です。学校給食では、管理栄養士さんが、これ位の野菜がバランスの良い食事ですと現物をみせてくれたわけです。その中で、うちではこんなに野菜を食べていなかったけれど、このくら

い食べることが良いらしいと、子どもたちは学べるわけですよね。この食育効果が高齢期に表れているのかもしれません。学校給食に象徴されるような、子どもたちの生育環境を社会的に整えていくことが、ライフコースを通じて健康づくりに有効である可能性が見えてきます。最近では、国の政策や支援とかがほとんどないにもかかわらず、子どもの貧困を放っておけないと立ち上がった人たちがいっぱいいて、こども食堂が全国に広がっています。おそらく保健師さんたちが支援に入っているところもたくさんあるのではないでしょうか。こういう取り組みは今後も強化するべきだと思います。

4）PDCAを回す

第4原則は「長・中・短期の目標設定と根拠に基づくマネジメント」です。PDCAを回すマネジメントをしっかりしましょうということです。計画を立てて実行までは得意ですが、それが本当に効果があったのかどうかを評価して、やり方を見直すことが日本は得意ではありません。例えば、全国で健診受診率がモニタリングされています。ところが調べてみると総合健診は死亡リスクに対して、ほとんどもしくはまったく影響を及ぼさないというエビデンスが、世界中の無作為化対照比較研究で、23万人のデータを使ったシステマティックレビューがあるのです。特定のがんを狙ったがん検診には効果があるというエビデンスはあります。しかし日本の特定健診のような生活習慣病全体をとらえるような総合健診に効果があるかどうかは、実はわかって

いません。日本のように、これだけ全国でやっている健診が、果たしてそれだけの価値があるのかどうか、Plan-Do はされていますが、効果があるかどうかの評価（Check）と見直しはやられていない現実があります。

健診で、早期発見した人に、一生懸命健康教育・保健指導がされています。。ところが世界中の 16 万人を対象にした 55 編の無作為化対照比較研究を束ねたシステマティックレビューをみてみると、ちらしを渡して終わりなどの対照群と、健康教育をやった介入群で、死亡率の差はありません。ただし、高血圧とか糖尿病とか高リスク者に限定すると、死亡率は減少します。つまり、診断がついて危険が高いと自覚している人には効果がありますが、一般成人に一般的な健康教育をしても実は効果はないというのが、現在のエビデンスの到達点です。それなのに健康教室や保健指導を続けますか。そこに人手をさきますか。みんな忙しい、人手不足だと言っているのであれば、効果がない取り組みは減らして、効果が期待できるところに資源を集中すべきではないでしょうか。本当に効果があるか評価して、効果がある取り組みに資源を集中する。それが今後保健師だけではなく、公衆衛生関係者でもっと強化すべき点だと思います。

5）ゼロ次予防

二次予防の健診も一次予防の保健指導も効果があるかどうか疑問となると、どうしたらよいのか。WHO が提唱しているのは、ゼロ次予防です。より川上にさかのぼって、原因の原因である環境に介入する考え方です。これは 1993 年に出た「WHO の標準疫学」[15]、[16] という本の中で提唱されています。原因をもたらす背景要因、原因の原因に介入する考え方です。具体的にいうと、社会経済的な環境、それが人々の行動を決定している、例えば今日の会場は、駅から 10 分のところに設定されています。すると来る人は全員、往復で 20 分は歩くわけです。これがもし駅直結だったら皆さんの歩行時間は 20 分短かった。ふだん車で移動している地方の保健師さんは「東京に出張に行くと歩くので疲れる」「東京の保健師さんは歩くのが早い」といいます。環境によって歩く距離も時間も決定されるわけです。東京にくると都営地下鉄と営団地下鉄とありますが、経営主体が違うので、同じ大手町駅といっても微妙に離れていますよね。その結果、乗り換え客は歩かざるをえないんですね。

以上、第 4 原則は、自分達のやっていることの効果をチェックして、効果があるなら続ける、効果が見られなければやり方を見直す、あるいは発想をかえることなどが必要だという原則です。

6）重層的な対策

第 5 原則は、「国・自治体・コミュニティなどそれぞれの特性と関係の変化を理解した重層的な対策」です。近隣住民レベルでやるべきこと、地方自治体レベルでやるべきこと、国レベルでやるべきこと、こういうことをすべて組み合わせないと効果がみられないという考え方です。地方自治体レベルでうまくいかないと思っていることも

あると思います。その時に一つは、自治体レベルよりも1つ下げて、近隣住民のコミュニティレベルでできることはないか検討する。住民からの要望があると、自治体が動きやすくなることもあると思います。もう一つは、逆に1つレベルを上げて国の施策の中で、例えば健康日本21の中で、「健康格差の縮小」を目指すと入ると、全自治体で「やらなくては……」となるんですね。これが第5原則の重層的な対策です。

7）コレクティブインパクト（集合的な力）

第6原則は「縦割りを超える」「住民やNPO、企業、行政各部門など多様な担い手をつなげる」です。産・官・学・民の連携と良く言いますが、それぞれ得意なことが違います。企業はお金を儲けたいという動機があって、逆にいうとお金がちゃんと入るのであれば、持続可能になる。あるいは全国に普及、広げれば広げるほど、市場が大きくなって、持続可能性が高まるという原理で動いています。一方、行政は公益性を追求する。企業のように、お金持ちだけを相手にすればよいのではない。むしろ困っている人たちを支える原理ですね。しかし自分の持ち場所、例えば江東区の保健師が神奈川県に行って仕事することはできないですよね。行政は持ち場が決まっていますが、企業は簡単に越境できます。越境した方がプラスだったりするわけです。

それぞれの得意なことを持ち寄ってやることが大事ではないかと、最近では、コレクティブインパクト（集合的な力）という言葉がはやり始めています。これは立場が異なる組織だと、重視することや価値観が違うけれど、それを乗り越え共通の社会課題の解決に取り組んだ時に、初めて社会課題を大きく改善することができる。逆にいうと、それぞれが単独でがんばって解決できそうな課題は解決できてきている。残っている手強い根深い問題は、縦割りを超えて協力しないと解決できないのではないかという考え方です。

8）足立区の実践

例えば足立区のベジタベライフは有名です。野菜を食べやすい環境を作ろうと、会社で開発してもらったり、ラーメン屋さんで野菜を入れてもらったり、飲み屋さんで最初に野菜を出してもらったり、民間企業をたくさん巻き込んだんですね。あるいはライフコースの考え方で子どもの頃からの働きかけでは、家庭に呼び掛けたり、給食で何かしらやってもらったり、学校の調理実習にも協力してもらうなどした。いろいろなところに協力して関わることによって、足立区では野菜の摂取量が増え、健康に対する意識が上がってきたそうです。足立区は健康寿命が一番短いということで、ベジタベははじまったわけですが、都の平均伸び率以上に、健康寿命を伸ばすことに成功したそうです。行政だけでやってうまくいったでしょうか。民間や学校も巻き込んで、コレクティブインパクトと呼べるような取り組みをやったので、こういうことができたと言えるのではないでしょうか。行政だけで頑張らないで、いろいろな担い手と手をつないで社会全体を変える発想が大事だと思います。

9）コミュニティづくり

最後に第7原則「コミュニティづくり」「コミュニティづくりをめざす健康以外の他部門との協働」です。いろいろなところがコミュニティづくりをめざし、人々をつなげようとしています。「たばこのポイ捨て禁止」は、実は環境局がまちをきれいにするためにやっています。「絆づくり」「隣組」と看板に書いているのは、消防署だったりします。まちづくりをしようと言っているのは、公衆衛生部門だけではないのです。いろいろな部門でもまちづくりをしようとしているのを加速させるのに使えそうなものにPFS（成果連動型民間委託契約方式、Pay For Success）[3]や、その一種であるソーシャルインパクトボンド（SIB）があります。今までの民間への業務委託では、仕様書で△△を10回やるなど、やり方を指定して、その通りやったらいくら報酬を払うというやり方でした。PFSでは、やり方でなく成果に応じて報酬を払います。やり方は民間に任せる。その結果、参加者が行動をかえ、介護予防効果が出てあるいは医療費がさがるなどの成果を評価する。それによって浮いた行政コストの一部を、成果の大きさに応じて報酬として民間企業に支払う。だから民間事業者もしっかり成果をあげようと努力するという仕組みです。そのためには第三者評価をする機関が必要となります。そのために私が作った一般社団法人が日本老年学的評価研究機構（JAGES）です。

内閣府の資料では、PFS・SIBを導入すると、民間企業のいろいろなノウハウが使える、そしてより大きな成果が期待できる、さらにそれを評価して効果があればたくさん報酬が入る、効果がなければ6割しか出さない、そうすると効果がないものは衰退していくわけですよね。効果が確認できたものは育っていくわけです。PDCAを、第三者評価や成果連動型の報酬を使いながら回すという仕組みです。

その中でデータをとって評価をするので、こういう取り組みがこういう人にこういう効果があるとか、知見がたまってきます。これまで以上にエビデンスに基づいた政策の遂行が可能になるということです。そしてそういうことを担う民間事業者も育てられるという仕組みになります。多面的なメリットがあるということで、内閣府、厚労省、経済産業省、国土交通省いろいろなところで取り組んでいるわけです。

10）豊田市の実践

例えば豊田市です。豊田市は10億円規模の介護予防事業にこの仕組みを取り入れています。豊田市が投資する民間企業を募って、いろいろなサービスを高齢者に提供する。参加者のデータはJAGESが、評価しています。介護サービスは年間平均ひとりで200万円使っていますから、100人介護サービスを使う人を減らしたら2億円浮きます。そのうち、例えば1億円を企業とかボランティア団体とか、成果をあげたところに成功報酬を出す。それを活動資金として、もっと参加者を増やしてもらうことで、介護予防を進めるという取り組みです。

介護予防教室は、全国的に女性の参加が多いですが、豊田市には男性参加者が多い

プログラムもある。何かというとドローン教室です。その他にも、就労支援サービスとか、共食サービスとか、民間の知恵と工夫で、いろいろなコミュニティづくりをやる。誰がどこに何回来たというデータを集めて、その人たちを追跡して、要介護認定を受ける人が何人くらい抑制されたのかを評価する。成果に応じて成果報酬を支払うというやり方です。

11) 自然に健康になる環境づくり

　自然に健康になる環境づくりの事例を紹介します。AMITA という資源ごみの分別をしている会社です。ゴミの分別ステーションを設置すると、子どもや大人もやってきて、アルミ缶、スチール缶などを分別しています。こどもにとってはゲーム感覚で、そこを管理する高齢者のボランティアとの交流が生まれたりします。また、生ごみを入れると、水とメタンガス、液体肥料ができるという設備もありまして、その小屋が殺風景だったので、こどもたちに絵をかいてもらったりしています。近くにベンチを置いておくと、井戸端会議がはじまります。ベンチのところに薪ストーブを置いて、近くに薪を置いておくと、男性が割ってくれたりします。液体肥料ができるなら畑を作ったらどうかと畑を作ったり、薪ストーブがあるならと、

　◆以下、一部変更履歴が保存されていません。

　畑で出来たサツマイモで焼き芋をつくると、高校生なども集まってきたりします。この拠点ができたことで、世代間交流できるコミュニティができたりする。すると、焼き芋が楽しみになって、生ゴミを持って来る人が増えたりしないか。外出の機会や人との交流機会が増えると、社会的にもメンタル的にも身体的健康にも良い自然に健康になる環境づくりになるのではないかと、現在追跡調査中です。1 年後追跡の中間評価では、たくさん利用している人とちょっとだけ利用している人を比べてみると、人とのかかわりに差が出てきました。利用したときに、誘われたりして、他にも出かけるきっかけになったりしています。

　介護予防効果を評価するために、10 項目の質問からなる評価尺度をつくりました。「バスや電車を使ってひとりで外出できますか」などと聞いて、はい、いいえで点数をつけました。過去数万人のデータをもとに、点数毎に、3 年以内に介護認定を受ける確率が予測できる要支援・要介護リスク評価尺度です。点数が高いほど認定率が高くなります。別のグループで調べてみても、点数が高い人ほど介護認定を受ける率、介護給付費も高くなっていることがわかりました。ゴミ分別ステーションを設置する前に、その自治会の約 400 人に御協力いただき、その後追跡し、使い続けた人と、使わなかった人とで比べて見ました。すると、使わなかった人たちのリスク点数は加齢とともに上がってきましたが、ゴミ分別ステーションを使い続けている人は元気になっていました。

　その差が、6 年間の累積の介護費用でどれ位に当たるかを推計すると約 920 万円抑制できるという計算になりました。現在、安定した結果が得られるのかをさらに長期間追跡して調査中です。良い結果が得られ

れば、このようなゴミ分別ステーションを全国に展開できないかと考えています。ゴミ分別ステーションができたことによって、交流や外出が増えて、ついでに薪割りや畑で野菜を育てて、結果的に介護予防になっている。そんな自然に健康になる環境づくりの一例でした。

6　さいごに

最後にF・ナイチンゲールの言葉「進歩し続けない限りは、退歩していることになるのです。目的を高く掲げなさい」を紹介します。

進歩・成長し続けるためには、今までとは違うことにチャレンジしなければいけません。私の場合、「健康格差の縮小」にチャレンジすることは最初無謀にも思えました。が、あきらめずにやり続けることで、やがて国の政策目標になり、20年以上かかりましたが、健康格差の縮小は可能であることを確認するところまで来ました。しかし、健康格差は未だに残っており、苦しんでいる人もたくさんいます。これからも公衆衛生関係者がやるべきことはたくさんあります。

目的・目標を高く掲げると、それが高いものであるほど、消極的なことを言う人や、批判する人が、たくさん現れます。一方で、目的や目標に共感し一緒に取り組んでくれたり、応援してくれたりする仲間も得られました。2006年、そして今年、基調講演の講師として、私を呼んでくれた全国保健師活動研究集会に参加する保健師たちのような仲間です。その人たちと共に、引き続き健康格差の縮小や自然に健康になる環境づくりの事例づくりや普及、その評価研究などを通じて、私も公衆衛生の課題にチャレンジしていきたいと思います[4]。ありがとうございました。

参考文献

1）近藤克則. 要介護高齢者出現頻度に所得水準が与える影響. 第58回日本公衆衛生学会総会. 1999; 558.
2）近藤克則. 要介護高齢者は低所得者層になぜ多いか──介護予防政策への示唆. 社会保険旬報 2000: 6-11.
3）成果連動型事業推進室内. 成果連動型民間委託契約方式（PFS：Pay For Success）ポータルサイト.
4）近藤克則. 健康格差社会──何が心と健康を蝕むのか　第2版. 医学書院, 2022.
5）近藤克則. 健康格差の縮小は可能か？〜20年かけてわかったこと. 一般社団法人みんながみんなで健康になる, 2022.
6）近藤克則, 安達元明. 脳卒中リハビリテーション患者の退院先決定に影響する因子の研究──多重ロジスティックモデルによる解析. 日本公衆衛生雑誌 1999; 46: 542-550.
7）近藤克則. 健康格差社会──何が心と健康を蝕むのか. 医学書院, 2005.
8）近藤克則, ed. 検証『健康格差社会』──介護予防に向けた社会疫学的大規模調査. 医学書院, 2007.
9）近藤克則. 健康格差社会への処方箋. 医学書院, 2017.
10）World Health Organization (WHO). RESOLUTIONS WHA62.14 Reducing health inequities through action on the social determinants of health. World Health Organization, Geneva, 2009.
11）厚生労働大臣. 国民の健康の増進の総合的な推進を図るための基本的な方針. In: 厚生労働省 (ed.), 2012.
12）Berkman LF, Kawachi I, Glymour MM. Social epidemiology. Oxford University Press, New

York, 2014.

13）近藤克則. ポストコロナ時代の「通いの場」. 日本看護協会出版会，2021.

14）近藤克則. 健康格差に対する日本の公衆衛生の取り組み　その到達点と今後の課題. 公衆衛生 2020; 84: 368-374.

15）R. Beaglehole, R. Bonita, T. Kjellström. Basic epidemiology. World Health Organization, 1993.

16）R. Bonita, R. Beaglehole, T. Kjellström. Basic epidemiology. 2nd edition，木原雅子，木原正博監訳：WHO の標準疫学，三煌社,. World Health Organization, 2006.

改めて（コロナ）感染症を学ぶ

川崎市健康安全研究所　岡部信彦

　2019年の暮れ、私はインターネットでニュースを眺めていました。中国の武漢で変なことが起きている、もしかすると大変なことになるぞと思いました。多くの人が、今までとは違う、よくわからないものが来たぞと気づいたのはおそらくダイヤモンドプリンセス号の一件。生活に大きな影響が出始めたのは、当時の安倍首相が、小・中・高全部休校と、突然命じた頃。そして有名タレントが亡くなったことで急に人々は身近な病気に感じるようになりました。そして、緊急事態宣言が2020年4月に出されました。ついこの間のようですが、それから3年も過ぎました。

　原因不明の肺炎と言われていたのに1週間足らずで新型のコロナウイルスであると発表され、数日後にはその新型ウイルスの全遺伝子配列が世界中に公表されました。このおかげで、直ちに国内でもPCR検査ができるようになりました。またこれまでワクチンの開発は何年もかかるものだったのに、遺伝子配列を見てメッセンジャーRNA（mRNA）ワクチンの開発が急速に進められ、海外では1か月後に動物実験が始まっていました。

　第8波といわれる昨年年末から今年（2023）の年始、そして2月16日現在にかけて感染者数は低くなっています。しかし陽性者の届け出方法が変わってきているのでこの数字の上には、もっと感染者がいるかもしれません。確実に発症する人は減っていますが、第6・7波の谷間のような時ほど、大きく減ってはいないので、まだ注意しないといけません。

　現在、世界中のほとんどの国で疑いの患者すべてに検査するなどしなくなり、また全陽性者数を届け出るようなことはやめているので、実数はわかりにくくなりました。ただ、亡くなる方の場合は検査をすることが多いので、死亡者数の減少は確実に現状を表しているでしょう。かつては流行の割には亡くなる方が多かった。しかし次第に流行が大きくなっても割合としての死亡者数は低くなってきた。致死率も減ってきていることは世界が認めていることでもあります。

　そもそも感染症を理解しなくては対策が取れません。感染症は病原体である微生物が原因となる。それは人から人へ、また食べ物などから人へうつってくる。動物を介

して感染するものもあるが、人間を中心に考えると人から人へとやってくる病気が感染症です。微生物が体に居るだけでは病気とは言えない。症状が出て初めて病気になったと言えます。またどう悪さをするかは臓器によって違う。肺に入れば肺炎、脳に入れば脳炎、お腹に入れば胃腸炎。病原体の侵入ルートが色々あります。

　人には様々なバリアがあり、そうやすやすと体内には病原体が入らないようにできています。気管に入っても細かい繊毛があり押し出していく、結果として痰と排出される。バリアを超えて奥深く入ってしまうと気管支炎や肺炎になる。しかし人の体は丈夫なので、体の中にたとえ入ったとしても押し返す力、免疫があります。それによって症状が出ない、あるいは軽く済むこともある。血液中のリンパ球が病原体と接触したことを記憶することもあれば、記憶しない場合もある。記憶しないと微生物によっては感染を何回も繰り返す。ロタウイルス感染症、ノロウイルス感染症などは、1回かかればおしまい、ではない。1回の感染で具合が悪くなるが、繰り返しかかることで次第に丈夫になることもある。

　新しい感染症が出た時は、はじめからそれがどのようなタイプの感染症となるかはわかりません。1回かかれば免疫は相当長く持つのか、何回もかかるのか。罹るうちにだんだん軽くなるのか、回数を重ねると重くなってしまうのか。2度かかりませんか？　5年間免疫が持ちますか？　10年間は免疫が持ちますか？　病気の歴史が浅く、世の中に登場してまだ3年しかたっていないのでわからないとしか言いようがな

いのです。

　発生からほどなくして mRNA ワクチンが開発導入され、とても効果があるものとして使い始めました。本当に効果があった。でも案外免疫が落ちやすいので、繰り返し接種を受けなくてはならないことも、あとになってわかってきました。でも、「これ毎年やるんですか？」という質問にはまだ答えられない。残念ながらどうしてもこういう新しいことが出てきたら、「今わかっているここまではやります」と言うことはできるが、将来を全部見通すことはできない。病気を知ることは、時間がいります。

　病原体が体の中に入ってできるのが免疫。長く残るものもあれば、刺激があったとき免疫力が強くなるものもある。ワクチンは自然に病気になる代わりに、薬（ワクチン）による刺激で免疫を作り出したり、おし上げていく。インフルエンザのように毎年相手（ウイルス）が変わるものはそれに応じたワクチンを作っていく。インフルエンザはそんなに効き目のいいワクチンではないので毎年1回やらなくてはなりません。

　かつて麻疹のワクチンは1回でした。「このワクチンやっていたらお母さんもう、この子は一生うつりませんよ」と若い時に言ってましたがそれは今となってみると大きな嘘でした。だんだん病気が少なくなると刺激を受けることが少なくなり、免疫の記憶も薄れてくる。そこで小学校に上がる前にもう1回接種する、そして免疫を強固なものにするようになった。病気の対策は相手をよく見ながら、それに応じた方法をやる。今やっていることがベストではない

けれども、その中でもよさそうな方法をやるしかない。今、新型ウイルス感染症をやっている身として、言い訳がましいようですが、強く思うところです。

感染症の基本はうつる病気であるということです。うつることや広がることが、脳梗塞・心筋梗塞などとちょっと違うところ。うつるということは、広がるのでその知識をプロは、知っておかなければならない。丈夫だからうつらないという思い込みもある。感染症は油断すると危ないということなのです。

例えば大勢が密集したようなところでインフルエンザが広がります。空中にインフルエンザウイルスが広がり、ぱっと広がるイメージが一般の方にあるが、それは誤解。広い空間ではウイルスは希釈されていく。そんなところでは、せいぜい患者の周りだけのことです。しかしインフルエンザなどの人が、くしゃみをしたり大声で話すと、そばにいる人にはうつします。つまり感染症は人がいること、またその人が移動することで広がります。それが感染症の大原則です。

良く分からない感染症が広がりそうな時は、まず人が動かないことが重要で、これが感染症対策をやる基本的なこと。これをきちっとやっていくことが大事ですが、人の生活があるので、ずっと動かないことが一番いいことではない。その辺のバランスをとることが大切。

今の世の中は感染症が広がる要素をたくさん持っていて、なおかつそれを完全にストップするのは大変難しい。楽しむこともできない、用事もできないと不便にならないように、感染症の対策をやりましょう。どのようなリスクがあるか、今わかっている範囲で感染症の理解をしていこう、またできれば防げればいい。でもどんなに一生懸命やっても感染症は発生してしまいますが、あきらめてはいけないし、広がないような工夫や方法も探さなければいけません。

これからも、新型コロナウイルスは絶対なくならない。しかしそこから広がらない工夫は、人がやらないといけない。また、院内で広がるのと世の中で広がるのは違う。マスク一つとっても、医療関係者は、世の中の動きとは違う。医療関係者は世の中の動きとは逆で、決まりや制限を設けないといけません。

病気はよく見ないといけない。問題は熱が高い低いではなく、顔色はどうか皮膚や口の中はカサカサか、そんところをよく見る、触る、直接聴かないといけない。でも、患者も多すぎるし全部やれきれないということことで、今回オンライン診療ができてきた。それは便利な方法であるがベストではない。やはり基本は、見て触って直接聴いてみないといけないと思います。

感染症によっては、重症で発達に影響があるものや致死率が高いものも、長期にわたって休まないといけないこともあります。エボラ出血は致死率60％、麻疹は10％亡くなる可能性がある。比較的軽い病気でも、１万人感染すれば重症者が出てくるので、注意をしなければならない。この場合エボラとは違う注意の仕方が必要です。みんなで注意をしなければならない、典型的なのはインフルエンザ。多数がかか

るので、その中から具合が悪い人が出てくる。手足口病も急性脳炎で亡くなる人が出てくる。しかし手足口病が流行っているので外出しないでと言うことはない。そのメリハリが大事で、よほどよく見ていないといけません。

コロナウイルスは、当初未知の感染症でした。この３年間苦労したり、えらい目にあった経験を活かしていかなければならない。それなりの注意をして、これからのこの病気を扱っていきましょう。

外国と致死率で比較したりするときに、文化・医療など背景が違うので単純に数値の比較はできないが、目安にはなる。致死率は感染者を分母として亡くなった人を分子としますが、なかなか分母である感染者数の登録方法は世界で統一されていない。それらを承知の上で致死率を世界でみてみると、日本は世界中でも致死率は低い少ない国であることも注目していただきたい。おとといの夏、オミクロンになってから国内での重症者の割合や致死率を見てみると、60歳から70歳代の重症化率・致死率は下がってきています。重症化率致死率は下がっているが、全体数が増えていれば亡くなる方の人数は増えてくるので注意しないといけません。

重症というのは肺炎を中心に見ていて、亡くなった人の数は増えています。軽くなったのになぜ亡くなった人が多いのか？今まで致死率は減ってきている。陽性者の全体数がわからないため、本当の数字が低く見積もられている可能性はあります。亡くなった方は届けられるのでその数として増えている。また今までは肺炎で亡くなっ

ていたが、死亡の原因が「食べられない、動けない」「基礎疾患が悪化した」などの理由になっている。今回の８波では、高齢者の人が入院する割合が高く、高齢者の入院する数も多くなっています。これらは、致死率は低下してきているけれど、感染者数が増加してきた原因と考えられるところです。

ところで感染対策の基本は、感染源対策、感染経路対策です。しかし、これらの感染対策をしても、相手はそれをすり抜けて入ってくることはあります。宿主である人にすり抜けて病原体が入ってきても全員が病気になるのではありませんが、誰が病気になり悪くなるかはわかりません。そのためにワクチンを接種するなどして、あらかじめ免疫つけておく、これがワクチンの大きな役割になります。ワクチンで免疫をつけた人がすべて病気にならないかと、いうとそれも100％の効果とは言えません。しかし、全体を見ればワクチンをやった人の方がはるかに有利であるので、一般的にワクチンはやったほうがいいと私は思います。

病原体が社会に入ってくるのをゼロにするのは難しい。しかしもし入っていてしまったとしても、できるだけ広げない工夫が必要です。具体的には、まず持ち込まない、感染経路を知ってできるだけ遮断する。感染者の周辺の人々の健康状態をよく観察し、病気の兆候を見逃さない。しかし、いずれにしてもそれぞれが普段から感染症にかからないようにすることが大切。そして体調管理、ワクチン接種、気分転換など、病原体に対抗できる身体作りをしておきま

す。感染症に罹ったら、悪くならないように、早く回復するように努めることも大切。

院内感染対策・施設内感染対策で、掃除・消毒に関する質問は多い。掃除・消毒は度を超えると実行は大変です。床の消毒は労多く、効果がさしてありません。院内感染が床から生ずるということは、ほとんどありません。消毒のポイントは、大勢の人の手が触れるところです。トイレ・洗面所は普段から清潔であることが重要。大勢が触れるような部分は、そこをその都度の消毒は実行不可能なので、そこに触れた人が手を洗うなど通常な清潔な行動でよい。「消毒」ということでは次亜塩素酸系が一番良いが、取扱説明書をきちんと見て適切な濃度にその都度調整するべき。消毒薬の空間噴霧うは、吸いこむ、皮膚についてしまうなど、マイナス面が多く、通常は推奨されません。噴霧消毒は、いかにも「よくやっている」という印象を与えそうだが、効果はたいしたことなく、それよりきちんと掃除をやるべきです。

飛沫感染は、飛沫の中にウイルスや菌などが含まれ、その飛び出す距離はせいぜい1から2メートル。なのでそれ以上の距離があれば感染は防げる。空気感染は、ウイルスが浮遊して広がる。コロナは基本的に一般的な飛沫感染が有効ですが、エアロゾルと言って飛沫よりもさらに細かい粒子が、飛沫感染以上の距離を飛びだすことがあり、特に閉鎖空間で生じるので換気が重要となる。また医療関係者が感染者に近づく場合や、エアロゾルを生じさせる医療行為、たとえば痰の吸引などやる時にはエアロゾル感染に注意して、N95マスクをつ

けることが推奨されている。しかし良いものだからと言って普通の人がN95マスクを日常生活で付けたらすぐに息苦しくなり外してしまうので、一般的には推奨できない。実用的なことも考えないといけません。

接触感染としては、触ったものにウイルスがついているとしたら、手洗いが重要です。咳エチケットも大切。マスクの大きな役割は人に移さないためのもの。くしゃみする人、咳の出る人はできるだけ着けてほしい。症状がない、感染した人に「動かないでください」というのは実用的でないが、感染の可能性のある人が念のためにマスクを着けて頂くと、人にうつすリスクはぐっと減少する。流行している時にはお互いが気を付けたらいいですよね。

医療機関や高齢者施設などは、一般の世の中とは別です。感染している可能性のある人がいっぱいいる。感染すれば悪化するリスクの高い人もいっぱいいる。だから一般社会とは異なった注意や制限が必要になります。

ところで、我が国のマスクはスペイン風邪が流行った大正時代の時から普及するようになった。種類によって性能は異なり、布やウレタンマスクは、不織布に比べると性能が落ちる。マウスシールドやフェイスシールドは性能がもっと落ちる。マウスシールドはもともと調理人などから飛沫が料理に飛ばない、衛生的な目的のもの。飛沫感染予防の効果は極めて低い。医療関係者は目に入るのを防ぐためにフェイスシールドをつけるが、マスクに代わるものではない。通常の会話や軽い咳くしゃみ程度なら、飛沫は1メートル少々で落下するので、

1〜2メートルが飛沫感染予防の距離と言われる、エアゾル（あるいはマイクロ飛沫）は、閉鎖空間で大きな声で演説をしたりすると数メートルは拡散する。これによる感染を防ぐためには、換気が重要となる。換気もしないで、パーテーションとカーテンだけというような場合は、空気の流れが停滞するのでリスクがむしろ高まる。空気がちゃんと流通していることが大切。だから、扉あけてください、ということになる。

　丁寧な手洗いについてはどうでしょう。石鹸はあったほうがいい。しかし石鹸がなくとも、流水による手洗いを、石鹸があるのと同じような感覚できちんとすれば、手は相当きれいになります。パキスタンでのデータがあります。15歳未満の子ども達を対象に、手洗いを励行した群と、通常群と分け、1年間観察をすると、通常群では冬になると呼吸器感染が増えるが、手洗い励行群では増えない。使った石鹸が何であれ手を洗うことで、呼吸器感染症を防ぐことができている。手を洗うことで、呼吸器感染症を直すことはできないが、普段からきちんとできることを教えておくことが大切。なので、今のコロナの状況が良くなったとしても、感染症に対して重要なことは手をきちんと洗うことである、と伝え続けることです。

　コロナ発生当初、ダイヤモンドプリンセス号の横浜港入港が問題となりました。患者が発生した船室で、患者が船室を去った後で室内のふき取り調査をやってみると、浴室、洗面所、テレビのリモコンいろんな場所から得られら検体でPCRが陽性となりりました。PCRは生きているウイルス

のみを検知するわけではありませんが、同じ検体でウイルスの培養は陰性でした。つまり感染性のあるウイルスはなくなったけれど、そこに一定時間ウイルスはいたことがある、ということになります。ということは患者さんがいるときあるいは患者さんがいなくなった直後では、浴室、洗面所、手すり、テレビのリモコンにはウイルスが残存していた可能性がある、ということになります。したがってこれらの清掃消毒、手洗いの重要性が理解されると思う。

　丁寧な手洗いで肝心なのは指です。見ているとアルコールの消毒も手の掌だけの人が多い。人が触ったり掴んだりするときに一番使うのは「指」ですから、指先の消毒をしっかりとしてほしい。感染している人が手すりに触るとウイルスがそこに残ってしまう可能性はある。しかし多数が触れるのだからいつだかわからない。それでは手すりの消毒は1日1回ですか？　2回ですか？　何時間おきですか……？　ときりがない。それより手すりを触った人が手を洗うほうが効果はあるし手っ取り早い。

　2003年SARS（重症呼吸器症候群）が香港で大流行した。最初の段階で原因ウイルスは何かわからないまま、香港の大病院で肺炎の院内感染が起きた。院内感染があった病棟で、感染したスタッフとそうでないスタッフの行動を比較したところ、感染を受けたスタッフでマスクをつけていたのは15％しかいなかった。しかもペラペラの紙製マスク。非感染スタッフでは70％がサージカルマスクかN95マスクを着けていた。手袋も、ガウンも、手洗いも、感染スタッフは非感染スタッフよりも

明瞭に低い割合。手袋、ガウン、手洗いすべてやっていた人は、非感染スタッフでは30％、感染スタッフはゼロ。ここからが標準予防策の重要性が強調されるようになった。標準予防策が大切だと言うことは良く分からない感染症を相手にするときは基本的にとても大切。世の中がマスクを外そうがどうしようが、医療機関や高齢者施設はこの標準予防策の考え方が非常に重要になります。

感染症に強い、そして優しい社会にするためには、具合が悪い人が安心して休める環境を作っていくことが大切です。具合が良くなったら「よかったね」と戻れる余裕のある落ち着いた社会を作っていかなければなりません。

子どもの病気による死亡状況は1960年代からぐっと減りました。最近は、子どもの急性の病死というものはほとんどなくなってきています。私が小児科病棟で担当医として走りまわっていた頃は、急性感染症が原因で死亡診断書を書くのはしょっちゅうだった。いま小児病棟でほとんどそうでなくなりました。これは良いことです。

一方、世界をよく見るとどこにでもまだ感染症がたくさんある。新しいもの（新興感染症）の発生もあれば、結核やデング熱など古典的な感染症（再興感染症）も再び登場したりしている。1990年代、WHOは「世界のどこでも感染症による危機に瀕している」と発表しました。その要因としては、人の動きの活発化が大きく影響しています。コロナ、SARS、MERS、耐性菌の問題、動物にとってたいしたことなくても人にとって大変な感染症になることもある。一方、情報量が多くなった反面、情報の質はまだ不十分。これも感染症発生に対して不安な状況が出てきている。しかしプロが情報を見る時は、信頼できるものを冷静に見ないといけません。

この10〜20年間、世界ではいろいろな感染症の発生が話題になっている。日本では2009年のパンデミックインフルエンザを除き幸いにこれらの影響は受けていない一方、そのために現実感に乏しく、それに対する備えは不十分であった。今回のコロナパンデミックに直面して、大変残念ことだった。

新型コロナパンデミック対策として「ハンマー＆ダンス」という語が公衆衛生領域でよく使われた。大きいハンマーで流行の山をガンとたたく、これはロックダウン。少し落ち着くとダンスのステージ。これを波ごとに繰り返す。日本は欧米のような厳しいロックダウンはやりませんでしたが、緊急事態宣言による外出や遠出の自粛や時短などがいわばハンマー。小さいハンマーでちょんちょんと地域的に叩くこともあった。蔓延防止重点措置などがこれに相当したと考えられる。マスク、3密、手指消毒、ソーシャルディスタンスなどの習慣化も、大きい対策になったと思う。外国でも3密を避ける、という語が使われるようになった。日本は公衆衛生対策でこんなことをやっているのかと、WHOがこれを採用したことによる。

1918年スペインインフルエンザが大流行した時、アメリカでは都市によって死亡の状況が異なりました。フィラデルフィアでは一時的に教会や学校の閉鎖をしたが、

イベントがあって閉鎖を中止にしたところ、その後に死者数が増えました。ピッツバーグでは、劇場・サロン・スポーツ大会・学校や教会の閉鎖などを順次やりしました。その結果、フィラデルフィアよりは低い死亡率でした。セントルイスは、最初に死亡者が出たのを受けて、ビリヤード、ダンスホール、プールなど人の集まりを一斉に制限した。その結果、死者は圧倒的に低くなった。これらの制限を行った時、きっとセントルイスの住民は大ブーイングだったと思いますが、早くこういう対策をとると、薬やワクチンなどのない時であっても死者を抑えることができる、ということは重要な経験として捉えておかなくてはいけません。

新型コロナでは、考えていたよりも早い段階でワクチンが登場し、重症者・死亡者の発生は世界中でかなり抑えられた。ワクチンが登場しても、手洗いやマスクがいらなくなるのではなく、揃った両輪をうまく使って、感染の広がりを防いでいくことが重要です。

新しい感染症が出ると必ずワクチンの研究開発がすすめられます。鳥インフル、エボラのワクチンも開発されました。しかし、あっという間に世界中で大量に使われるように実用化されたのはコロナワクチンが初めて。ワクチンは、微生物の病原性を極端に抑えたものを応用する弱毒生ワクチン、微生物としての活性はなくし（不活化）免疫に必要な部分を取り出すなどした不活化ワクチンなどが、古典的なワクチンの作り方です。

インフルエンザのワクチンは、鶏卵にインフルエンザウイルスを入れて、卵の中でウイルスを増やし、これを不活化し、さらにインフルエンザの外側の抗原として必要トゲトゲ（スパイク）を取り出し、これをワクチンとしている。1バイアルのインフルエンザワクチンを作るのに卵1〜2個くらい必要になるので、膨大な卵がいることになり、このために膨大な鶏が必要になることになります。

新型コロナワクチンとして登場したメッセンジャー RNA（mRNA）ワクチンは、これらの従来のワクチン製造法とは大きく異なり、新型コロナウイルスの抗原性に一番関わるウイルスの表面にある突起（スパイク）を作りだす遺伝子である mRNA、いわば設計図を取り出して、これは壊れやすいので小さな脂肪の塊に入れて、注射として人の体に接種する。人の体では、受け取った mRNA（設計図）に従って、病原性のない抗原の蛋白を作り出す。さらに人の体はこれに対応する免疫物質を作り出す（抗体）。この抗体が、侵入してくる新型コロナウイルスに攻撃を加えるので、感染を防いだり重症化を防いだりすることができる、というのが mRNA ワクチンのメカニズムになります。従来の生ワクチンや不活化ワクチンのように、いったんウイルスを大量に増やすという過程がないので、極めて短時間で製造できるという利点と、ウイルスに変異があってもそれに応じた mRNAに入れ替えればいい、つまり設計図部分を取り換えればよいので、ウイルスの変異にも速やかに対応できる（BA5、BA4 対応型ワクチンのように）という特徴があります。これらの研究レベルは日本でもすすめられ

ていましたが、これを製品化するだけの意欲や資金力、治験を行う実行力などがなかったというのが、これを開発実用化した海外のワクチンメーカーと日本の大きな違いだったと思います。また mRNA ワクチンにやや遅れて、他のウイルス（アデノウイルス）に新型コロナウイルスの抗原に関連する遺伝子を組みこんだ、遺伝子組み換えワクチン（アデノベクターワクチン）も世界で使われるようになりました。

沖縄県・高山先生のワクチン効果についてのデータがあります。新型コロナ抗原陽性者のうち 20 〜 40 歳代で入院する人は 90 人に 1 人、70 歳以上では 4 人に 1 人。重症化する人は 20 〜 40 歳代では 5000 人に 1 人、70 歳以上では 120 人に 1 人。死亡は 20 〜 40 歳代では 4 万 5 千人に 1 人、70 歳以上は 150 人に 1 人。70 歳代で入院した人の中で未接種者は 38.5 ％、2 回目接種者 26.8 ％、3 回目接種者 16.0 ％と未接種者の入院割合が多くなります。死亡者でみると、未接種より 3 回接種した人のほうが死亡数として低くなっています。ワクチンによる死亡・重症者数を減らす効果は明瞭です。

北海道の岸田先生は感染予防効果のデータを示しています。新型コロナの検査陽性、陰性の方を比較したところ、ワクチンしていない人のほうが、ワクチン接種者に比べて検査陽性率は高い。ワクチン接種 2 回よりも 3 回接種した方の方が検査陽性率は低くなっています。つまりワクチンをきちんと受けている方が、コロナ検査陽性になる率は少ない、感染が防がれているということになります。

長崎大学のデータでは、入院予防ということでワクチンの有効性を見ると、未接種者と比べると、2 回接種者は 58 ％、3 回接種者 73 ％、4 回接種で 85 ％となっています。

接種率について世界中の状況をみると、アメリカ、カナダ、フランス、ドイツ、イギリス、インド、スタートが遅れた日本が今ぐんと断トツに上がってきています。いずれの国も、ワクチン接種を受ける人が増えてくるので、新規感染者少なくなった。ワクチン接種率の上昇にあわせて、感染者は減ってきました。いろんな要素はあるがワクチン接種率が大きくなると、ICU に入院する人とか重症者数が減ってきています。

2021 年夏、届けられた年齢別重症者は高齢者に多いですが、22 年は子ども・若者の感染者数が多くなっています。だんだん広がってきている子どもには注意しないといけません。しかし、小児と高齢者と同じようなレベルで警戒する必要はありません。1 人患者が出たから学校閉鎖にするようなことはしない、というのが文科省の方針です。子どもは感染しても元気であることが多いので良いことなのですが、感染の広がりをコントロールするという点は難しい。「皆さん注意して」とは言えますが、症状のない子供たちまで「学校は行ってはいけません」とはなかなか言い難い。

江戸時代コレラが大流行して焼き場に大勢の死体が運ばれてきていろという絵が残されています。新しい病気あるいは長い間落ち着いていたような感染症が発生するとまず大人の男がやられています。活動性と

動く距離の大きさでしょうか。最初は子どもの病気ではないのです。おなじく江戸時代にアイヌの人に、天然痘予防の種痘接種をいっせいにやっている絵も残されています。これを見ると種痘を受けに来ているのは主に大人。大人は危ないからなのでしょう。しかし最初は大人の病気であったものが、だんだん大人が免疫を持つと、次に子供の病気となっていくようです・

　国際的に話題となったなった感染症で子どもに問題が出ているでしょうか。ジカ熱では、妊婦が感染を受けると胎児に影響が及びますが、SARS、MERS、エボラなど中心は大人になります。最近小児重症肝炎が欧米で話題になりましたが、国内ではその傾向はないようです。しかし、新型コロナは大人がある程度感染を受け、あるいはワクチンを受けて免疫を持つ人が多くなると、これから子どもの病気になるかもしれないので注意をしておく必要があります。

　子どものワクチン接種が、なかなか進まないのは、お母さんの不安や実際に接種後に熱がでたりすることがあるからだと思います。家庭内の感染予防ということですが、家庭内で両親2人がワクチンを受けるとその両親の予防効果はもちろん高い。さらにその効果の影響はワクチンを受けていない子供にも及ぶというデータがあります。パパママ両方受けるとその2人の予防効果は90％以上。そしてワクチンを受けていないその子どもたちも70％の予防効果が出てくる、というものです。子どもに接種するのが心配、だけど感染も心配、というのであれば、まずは大人がちゃんと受けておくということが大切です。

　このウイルスがやっかいなことの一つに、ウイルスの変異があります。ウイルスはもともと変異を続けているので変異そのものはよくありますが、それば病原性、感染性（伝播性）などに影響が出るかどうかでう。武漢、デルタ、ガンマそしてオミクロンと変異してきていますが、今オミクロンの中でもXBBなどさらに細かい変化が繰り返されています。遺伝子の変化を追う、ゲノムサーベイランスが重要であると言われていますが、ウイルスが変異した、しないだけではなく、疫学的な病気の特徴と組み合わせて総合的に判断をしていくことが重要です。

　オミクロンになった事で、潜伏期間が少し短くなってきています。重症度はむしろ軽症にっている傾向はありますが、逆に感染力（伝播力）が強く広がりやすくなりました。

　濃厚接触者の調査として発症前の人を含めて、PCRや抗原の検査の推移をみました。症状が出ない時は、ウイルスが見つからない。症状が出ると、ぱらぱらとウイルスが見つかりやすくなることはある。ウイエルスの排泄が圧倒的に多いのは症状が出てからで、発症前はそれほどの感染力はないと言えますが、発症後は症状が軽くても感染力としてはあるので、症状がある方はイベントや仕事に行かないでほしい、ということになります。

　いつまで隔離が必要でしょうか。PCRが陽性でもウイルス量が低くなり人にはうつさないのは発症から10日たってからです。2週間たてばPCRが陽性でもうつすようなウイルス量は検出できないくらいに

なっており、感染の可能性が低いといえます。正確にやろうと思えばPCR値（Ct値と言います）を聞いて、その結果で仕事に行くなどの判断をするのが理想的ではありますが、全部の人にはとてもできません。発病後9日目まではウイルス量が高いことがあるので、慎重にやれば1週間から10日が隔離（療養）期間。医療関係者は一般の方より容易に検査が受けられると思われるので、検査で確認すれば隔離（療養）期間を短くすることことができる。

　いわゆる後遺症の話ですが、「罹患後症状のマネジメント」という冊子を厚労省から出しホームページから見ることができます（chrome-extension://efaidnbmnnnibpcajpcglclefindmkaj/https://www.mhlw.go.jp/content/000952747.pdf）。それぞれの分野の専門家によって、かかりつけの医師や相談を受ける看護師、保健所の人への解説として書いたものになっている。代表的な症状としてはだるい、関節痛・筋肉痛、咳、痰、息切れ、胸痛、脱毛、記憶障害、集中力低下、頭痛、抑うつ、味覚・嗅覚異常、下痢、腹痛、睡眠障害、筋力低下など多彩で、これといった特徴はなく、そのメカニズムなど良く分かっていないこともまだまだ多い。本書では、それぞれの症状が出た時にどのように診療しどのように取り扱うか、症状別（診療科別）に記載されている。国内で行われた入院した人へのアンケート調査では、診断12カ月後でも罹患者全体の30%程度に1つ以上の罹患後症状が認められたものの，いずれの症状に関しても経時的に有症状者の頻度が低下する傾向が認められた。

　「後遺症」という言葉は、病気に対する注意喚起になりますが、一方ではそのような症状が現れた人にとっては、心配が深くなり、症状がより悪化してしまうこともあります。本冊子は、回復後の経過を診ているかかりつけ医等が，それらの症状に悩む患者さんに対して，どこまでどのようにアプローチ・フォローアップをすればよいのか，どのタイミングで専門医の受診を勧めるのか，などについて，標準的な診療とケアについてまとめようという声が高まり，それぞれの分野で経験のある専門家が集まり議論を重ね，発刊されたものです。

　withコロナという言葉をしばしば耳にするようになってきましたが、高齢者にとってはハイリスクであることに変わりはありません。患者数が増えれば若者の中からも重症になる人も出てくる。早期診断が必要です。致死率が今の半数〜1/10になれば注意をしながら通常に付き合っていけるかもしれません。通常のインフルエンザが診られない医療機関までコロナを診なくてもいいが、少なくとも、一般内科は診ないといけないでしょう。ワクチンをいくらやりましょうと言っても、受けてくれない人もいる。本人の意思は尊重すべきですが、迷っている人に受けてもらうとする医療・行政側の努力は必要です。医学医療ですべてが解決できる状況ではなくなっているので、社会の病への処方箋、医療・行政（公衆衛生）・社会にとって必要な法の整備も必要でしょう。

　元横浜市民病院感染科部長の相楽裕子先生は「みんな忘れているけれど、感染症は本当は怖いのよ。でも知っていれば怖さを

抑えることはできる、ということも忘れているの。」とおっしゃっていました。対策が緩んでくる世の中、それはそれでよいことなのですが、基本的な感染症対策は必要です。また、感染症は人から人にうつす病気なので、過剰な警戒・差別・誹謗・中傷なども起きてしまうことがしばしばあります。私たちは、これらが起きないような努力・説明を続ける必要があります。ウイルスが嫌うのは、「人のやさしさ」です。人への思いやりがウイルスをやっつけます。

子どもへの虐待や面前 DV の問題

とよたまこころの診療所　**鷲山拓男**

はじめに

1　近年の死亡事件報道

虐待とは子どもの安全に発育する権利の侵害です。さて、虐待とはだれの問題でしょうか。我が国の児童虐待防止法では保護者がその監護する児童について行う行為とされ、親、保護者による虐待だけを問題にしています。これは国際標準から大きく逸脱しています。WHO の定義では、責任、信頼、影響力で結びつく関係とされていて、親や保護者に限定されません。90 年大阪で虐待防止協会、91 年東京で子どもの虐待防止センターが設立されました。2000年に児童虐待防止法、2001 年 DV 防止法、2005 年要保護児童対策地域協議会、そして 2016 年の法改正で母子保健の虐待予防の役割が明記されたのですが、2018 年来、目黒や野田の事件報道で虐待は取り締まれ、新型コロナウィルス問題下でさらに支援が後退し、母子保健は今危機に陥っています。逮捕、起訴など警察力が関与し死亡を防げなかった経過にもかかわらず、警察の関与を強めるべき根拠として報道され

ました。なぜこうなってしまうのでしょう。親を支援しなかった自分たちにも問題があるとか私たちは考えたくないのです。死亡事例検証では児相批判に明け暮れ、母子保健が予防できたという検証は不十分となります。

2　事例　死亡事例

2019 年の札幌の事例ですが、母は 15歳で児相が関与していました。その後 17歳で妊娠、ハイリスク妊婦として支援が開始されますが、交際相手からの DV によって妊娠中絶となりました。そこで支援は終結となった。18 歳で同じ DV 男の子どもを妊娠出産して 2 歳でネグレクト死亡となりました。私たちは被虐待歴があり、DVで妊娠し 17 歳で中絶後の支援せずに放置しました。これは私たちの問題です。

次は目黒の事例です。19 歳で本児を出産、子どもが 3 歳で DV 男と同居して翌年第 2 子出産です。2 度目の一時保護で送検しますが、不起訴です。行政と敵対関係で子どもを帰す展開です。DV 男が先に上京して母子だけになった。チャンス、ここで支援を開始する機会だったのですが、生か

していません。母子が後から転居して死亡事例となりました。母子保健は児童福祉経由でしか申し送りしていません。受けた側も児相のケースという認識でした。初産10代のDV事例を、第2子もいるのに児相に任せました。『虐待は児童福祉の仕事です??』こんな母子保健をやっていると、民間委託されても反論できませんよ。

——というここまでは前置きです。

I　保健師の仕事の特徴

住民の健康を守るのが保健師活動です。援助を求めるのが困難な状況を抱えている人には、自己責任論や申請主義の枠を超えた援助が求められます。受診勧奨したのに本人が受診しないのだから自己責任だ、と福祉の人はしばしば言います。うつ病の人が医療に受診しようとしない。自分の病気は治らないから受診しても無駄だと思い込んでいる。受診しないこと自体がうつ病の症状の可能性があります。保健師は自己責任論を乗り越えて支援を行います。統合失調症の人が通院服薬を中断した。仕事が続かないことをめぐって家族と口論があったようだ。受診を拒否する背景に疾病否認があり、その背後には精神疾患への差別偏見があります。これも、自己責任論を乗り越えて支援します。

次は母子保健の事例です。生活保護の女性が妊娠したのに、妊婦健診を受けに行かない。危険について考えたくないのか、医者にかかりたくない理由があるのか。「受診勧奨はしました。」と福祉事務所の担当者は言いました。妊娠28週になっても妊婦健診を受けに行かない。福祉事務所の担当者は本人に受診勧奨し、保健師に相談するように指導したが、保健師に連絡はしなかった。もうこうなると特定妊婦を受け入れてくれる病院でないと受診できません。この女性は2か所ほどのレディースクリニックをあたって断られ、あきらめ自宅で墜落分娩となった。救急隊からの連絡で保健師は妊娠の事実を知りました。さて、知らされていなかったのだから、保健師が墜落分娩を予防できなかったのは仕方がないでしょうか。墜落分娩は虐待です。市区町村には予防する責務があり、2016年の母子保健法改正で虐待予防における母子保健の役割が明記された、と先ほど話しましたが、そもそも虐待であるかないか以前に、重大な健康問題です。墜落分娩を予防する能力と専門性があるのは保健師です。N区の保健師は意思統一して区の会議に臨み、区が把握した未受診妊婦のすべてを速やかに保健師に連絡するように求めました。援助を拒否する人にも、援助によって健康になる権利があります。問題を否認する人にも支援を受ける権利があります。法を持ち出すなら憲法25条です。この公衆衛生上の権利を守り実現するのが、地域保健の仕事であり皆さん保健師の専門性です。子どもの健康な生活を営む権利を守り実現することは、母子保健の仕事、本来業務です。今日虐待予防と呼ばれている領域が含まれます。

今から四半世紀前のある研修医の体験です。Aさん40歳父親、現状が手におえず帰宅拒否。Bさん34歳母親、Cちゃんが年長時、統合失調症を発病、一年前より通

院を中断。Cちゃんは小2で点頭てんかん、通院も中断し、昼夜逆転不登校。学校は心配しますが、母親の精神疾患に対処できず保健師を頼ります。保健師はすでに3回訪問してBさんとCちゃんに会っています。次回訪問に研修医が同行します。担当保健師は経歴20年のベテランでした。「先生は会って顔見知りになるだけで、あとはそこにいればよい。」と言われ、研修医は名を名乗り血圧を測り、あとは何もせずただそこにいました。「こないだ来てくれた先生の所に行こうか。」10日後、保健師がBさんを連れてきます。研修医は「やあBさん来てくれたんだ。」と笑顔で喜び治療を再開しました。ただそこにいたことは大事なことでした。精神症状の問診などしたら、Bさんは医療保護入院で閉鎖病棟に入れられた日の事を思い出して援助を拒否するからです。5日後、保健師、Bさん、養護教諭、Cちゃんの4人で小児科を受診しCちゃんの治療も再開しました。さらに2週間後、関係者を保健師が集め事例検討会を開きました。研修医が事例を説明し、保健師は司会と称して、検討会をグループワークしました。Cちゃんの登校支援、AさんのエンパワーなどのC役割分担でこの家族への援助のネットワークができました。保健師はこういう仕事をする。研修医の原体験となりました。虐待としてみれば『母親のもとで子どもがネグレクト状態にあり、AさんがBC母子をネグレクト』となります。しかし、児相は呼ばれてもいません。今であってもこの事例は、保健師がネットワークを率いるべき事例でしょう。

　すなわち、虐待という言葉を用いようが

用いまいが、保健師の仕事は、保健師の仕事なのです。援助を求めてこない事例にこそ、保健師は関与します。病識のない患者にもその子どもにも、治療を受けて健康になる権利がある、この権利を実現するために保健師は援助関係を形成し、治療に繋がったという結果を出します。保健師は地域の資源を活用し援助のネットワーク形成を行います。繋ぐだけではなく、機能するネットワークとなるように関係者をグループワークします。保健師が家族全員を見て、優先順位を判断し支援計画を立てます。①訪問を繰り返してBさんと援助関係を形成し②その援助関係を軸にBさんの治療につなげ③Bさんの病状改善をCちゃんの治療に生かし④帰宅拒否状態にあったAさんへの働きかけを行う、という順で援助します。①〜③をせずにいきなりAさんに指導はしないでしょう。Aさんにしてみれば、あらゆる相談機関に行き、カウンセリングも受け、神頼みにも行き、もちろん病院にも相談し「連れてきてください。」と言われ絶望し、素人に思いつくあらゆる努力をして、そしてあきらめたのです。①〜③の援助によって事態を改善し、今度の援助者はこれまでと違うと体験してもらった上で、Aさんの帰宅拒否がいかに無理もない事情なのかを理解し、共感し、労うやり取りをした上で、初めて援助関係ができるのです。それをせずにAさんを父親として責任ある行動をせよと指導するのは、「もう放っておいてくれ！」と拒否されるだけでしょう。生活史、現象、長期予後という時間軸で、1年後3年後10年後20年後にどうなるか、そうならないために今何をすべきかを保健師は

予防医学的に考えます。この家族は援助を求めていません。しかし、放置すれば予後は悪化の一途です。よって保健師は援助します。

Ⅱ　虐待の予防と親への援助

1　援助者側の責任

　治療者、患者関係が主たる治療手段であることは、精神治療の特徴の一つです。心を扱う援助では、援助関係が重要な手段です。医師の診察は診断や治療だけでなく，治療関係形成過程です。保健師が事例に関わり、関係を築くやり取りもまた援助関係形成過程です。この過程は援助者側が責任を負っています。利用者側にも責任があるのだという自己責任論は、母子保健では援助対象は親で受益者は子ども、と異なりますから成立する余地はありません。保健師は母子保健の虐待予防に望ましい援助関係を形成する責任があります。そして、形成された関係を用いて虐待を予防します。子どもの健康問題は時代とともに変遷してきました。90年代になって心理社会的健康被害、すなわち虐待の予防が課題として浮上しました。児童福祉の虐待対応と母子保健の虐待予防は、その内容が全く異なります。

2　虐待予防は母子保健の本来業務

　そもそもの本来業務であることが2016年の母子保健法改正で明記されたのです。厚労省報告によれば、死亡事例84人のうち心中以外の虐待死亡52人、心中による虐待死亡32人です。心中以外の52人の

うち、0歳児が30人、うち0歳0か月が13人、未受診出産が17人、10代妊娠が13人、これらの死亡を減らせるのは母子保健です。また、繰り返される虐待で死亡したのは、14人に過ぎないのです。児童福祉の虐待対応、虐待が生じてからかかわるで減らせる虐待死亡などそもそもごく一部しかない。虐待死亡を減らす主戦力は母子保健です。リンチは出産病院でのリスク発見方法として、初産時に母が10代、情緒的な障害の既往、ソーシャルワーカーが関与、こどもがNICUに入院、そして養育を懸念する看護記録、を上げました。我が国では大阪で小林先生らが調査し、リンチの5項目に加えて、学歴中卒と緊急母体搬送がリスクでした。初産10代の経産婦の調査では、医学的ハイリスクが明確に示されています。今回妊婦健診未受診で初産が10代だと桁違いに多くなります。これは、自分と胎児の命のネグレクトですね。精神科医3名による共同研究では、初産10代は世代間連鎖し被虐待歴が重い傾向が示されました。初産10代に典型的に示されるように、妊婦健診未受診などの医学的ハイリスクと貧困などの社会的ハイリスクは共存します。初産10代の予後を改善するには、母子保健の十分な支援が必要です。初産10代とはヒストリーです。今の情報ばかりを収集する児童福祉のチェックリストでは、目の前の子どもを産んだ時20代になっているとリスクから落としてしまいますよ。生活歴に関心を向ける母子保健の姿勢が必要です。練馬区の要支援妊婦の基準は、継続支援が必要という保健師の判断が重視されます。初産10代もここで基準に

入っています。

3　統合失調症の援助と虐待する親の援助

　長期予後の改善について考えます。例と
して統合失調症の20年後の予後調査を上
げます。時間とともに予後良好と予後不良
と定常化します。横軸は20年です。白と
黒がどんどん増えていき長期予後が両極端
へと定まっていく。最初の5～6年で半分
は勝負がついてしまう。20年後には、白
黒灰色ほぼ3分の1ずつです。全部黒に向
かうならば予防を頑張っても無駄かもしれ
ません。放っておいても白に向かうなら、
放っておいていいかもしれません。白黒灰
色3分の1は最も関わることが大切という
ことです。なるべく多くの患者を速やかに
白の方向に向かわせる、少なくとも予後不
良にもっていかないことを目標とした訪問
などの生活援助を早期から行うことが長期
予後の改善に重要となります。長期予後を
改善するには、継続的な援助関係が必要で
す。目先の改善の為の乱雑な介入で長期予
後を犠牲にしてはいけません。保健師は粘
り強く手間を惜しまず援助関係を形成し、
本人の納得を得て事を進めます。やむを得
ず強権的介入がなされた場合には、それで
も横並びで寄り添うことを拒否されない援
助関係が、保健師との間で形成されている
かが問われます。形成されていなければそ
の強権的介入は短期的には事態を改善させ
たとしても、長期予後は大幅に悪化します。
強制入院、退院、治療中断、再燃、強制入
院という予後不良のサイクルですね。虐待
であれば、強権的介入、援助拒否を誘発、
虐待の悪化再燃、さらに強権的介入、また

も援助拒否となります。

　統合失調症の援助と虐待する親の援助に
は共通点があります。症状は、他者との間
に生じます。生活の場で実際に起きている
ことは生活の場でしかわかりません。訪問
が非常に重要となります。悪化は偶然の闇
の力で突然に生じたりはしません。背景に
必ず生活ストレスの問題があります。生活
ストレスを改善する働きかけが予防であり
治療となります。健康問題であるにも関わ
らず、周囲からの強い陰性感情を浴びます。
統合失調症は差別偏見の歴史、虐待する親
に対しては道徳的非難です。問題を知られ
たら何をされるかわからない恐怖は、現
実の恐怖です。当然の心理として他者に対
して委縮し警戒的になります。援助者側の
援助関係形成の努力が非常に重要となりま
す。これらの共通点のため精神保健と母子
保健の知識を持つ保健師は、虐待する親を
援助する能力をすでに持っています。保健
師は虐待予防の主戦力です。

4　指導ではなく支援

　親への援助では、指導ではなく支援です。
①誰かが親の相談者になることで、親の孤
立を解く。②その援助関係を軸に親のスト
レスを軽減する。③子どもの健康をほかの
大人が子どもに直接関わることで改善す
る。親に指導して親を改善させるのではあ
りません。これらの後で初めて、④親の育
児を変える働きかけを行ってもよい。とい
う順序が大切です。①～③が不十分な段階
で④を行うと虐待の悪化や援助拒否を誘発
します。虐待が起きている家庭では経済的
背景や生活苦や育児負担のために相談機関

に通う余裕もないことが多く、育児についての直接的な助言はほとんど意味がなく、かえって親のストレスを増やし、虐待を悪化させるか援助拒否に繋がります。援助拒否は援助関係形成の失敗であり、その責任は援助者側にあります。親に横並びで寄り添い、孤立を解き、相談に乗り、信頼に値すると親たちが実感できる援助関係として保健師は自らを親たちに処方します。健康問題だけでなく、心理的社会的な困りごとを、この人になら相談できると思えることが虐待を予防します。

　15年予後調査で母親のライフコース、人生の質が改善し虐待やネグレクトが改善することが示されました。ただし、97年の米国の母子保健は既に衰退していました。有効性が実証された時には既に衰退していて手遅れ。日本が同じようにならないようにしましょう。よい母親となることではなく、生活の安定、母親自身の人生が安定することが重要で、その結果として虐待やネグレクトの長期予後が改善するのです。生活が安定する援助です。19年予後調査も出ています。19歳となった女児が逮捕されたり、有罪になっている数が大幅に減ります。また、未婚低所得女性が産んだ女児が19歳ですでに出産している可能性が約3分の1に減ります。2歳までの訪問で、その後放置で、19歳で調査です。2歳までの訪問が次世代の初産10代を減らしました。母子保健の看護職の訪問はこのような効果があることが実証されています。この訪問は母子保健又は地域保健の経験のある看護職が行うと大きな効果が示されますが、医療職でない福祉系準専門職が

行った場合は、事前の十分な訓練と指導体制があっても効果が低いことが示されています。DV被害が看護職の訪問でのみ、2年後の調査で半減していました。DVに合併した虐待は支援が困難とされますが、地域保健看護職の訪問が有効だとエビデンスがあるのです。効果の差はなぜでしょう。①保健師は援助関係形成、ネットワーク形成の専門家だという援助技術、でしょうか。②保健師は予防医学を実践し母子双方の予後を改善できるという専門知識でしょうか。この二つは多くの保健師がすぐに思いつきますが、オールズは全く異なる理由を別の文献で強調しています。看護職の訪問はドロップアウトが少なく、居留守又は不在が少ないのです。会えた回数、会えなかった回数の大きな差です。准専門職が訪問した家族は看護職の場合ほどにはドアを開けなかった、のです。脆弱な家族が看護職に対してよりドアを開けました。援助関係形成の技術の差ももちろんあるでしょう。しかし、それだけではないとオールズは言います。そもそも初回訪問でドアが開くかどうか、技術の差で説明できないでしょ。来てくれた看護職は助けてくれるし、その能力があるという暗黙の約束への親たちの信頼があるとオールズは言います。その根拠としてオールズは、看護職が誠実さと倫理の高い不動の第1位とされていることを上げています。オールズが例示したギャラップの調査です。看護職は誠実さと倫理が高い、と85％の米国人が思っています。ぶっちぎりのトップですね。だからよりドアが開くのです。保健師の技術や知識はもちろん大切です。しかし、健診

に来ない、来ても本当の事を言わない、訪問しても居留守や不在が当たり前になったら予防も治療もできません。住民の信頼があってこそ実現する改善なのです。この信頼を勝ちとったのは我々ではなく、我々の先輩たちです。住民から信頼されている、という事実を、「そんなことありません。」は、謙虚な態度ではありません。養育能力の低い、傷つきやすい親たちが、看護職の訪問により多くドアを開けます。この背景には看護職が得てきた信頼の積み重ねがあります。我が国の母子保健の乳幼児健診が9割台の高い受診率を維持していることもまた、保健師が歴史的に獲得して来た信頼の積み重ねの現れです。この信頼は損なうことなく大切にしていかなければなりません。フィンランドのネウボラは、担当保健師による妊娠中から就学前までの継続的な支援です。我が国のなになに版ネウボラは、しばしば医療職でない職員の混在した担当者どころか担当機関も固定されない、支援の継続性のない事業だったりします。まがい物です。保健師が母子保健を守って下さい。

Ⅲ　虐待とDVの世代間伝達

　米国の文献でも世代間伝達とDVは虐待の重要なリスク因子に上げられています。小児科医ヘルファは、非現実的な期待が世界で育つことの影響が親になったときに明らかになるとして6項目にまとめました。耐え難い恐怖を繰り返すことで子どもの感覚を消していく、自分のニーズを満たす方法を教えられない、親の行動の責任を子ども

に取らせてしまう、問題解決の練習を提供できない、他者は信頼できないと確信させてしまう、感情と行動は同じだ、行動は制御できないと示してしまう。結果、自分はどうでもいい存在であり、人を助けることなどできず、親友を見つけることなどできず、ふさわしい異性など得られるはずもないと確信するようになります。そして青年期のある時点で孤独の解決方法として自分の家族を持とうと考えます。虐待ハイリスク家族がこうやって次世代に伝達します。エクランドによる実証研究です。重度の被虐待歴のある母親は34％で次世代の虐待が生じますが、30％の母親は子どもを適切に養育できています。足して100にならないのはよろしくはないが、当局が介入するほどではないというグレイ領域が3分の1あるからです。白黒灰色、各三分の一ずつです。予防的な関わりが大切ということです。エクランドは次世代の連鎖を止める要因を3つ上げています。①虐待的でない大人からの情緒的なサポートを子ども時代に受け取ることができた体験②時期や種類を問わず1年以上の機関の治療、継続的な保健師の訪問もここに入ります③安定した情緒的な支えになる安心させてくれる配偶者。保健師の継続的な援助は、子どもに対して①、被虐待歴のある妊産婦に対して②、となります。次の配偶者選択の相談をしてもらえる援助関係が作れれば③にも影響できるでしょう。虐待環境で学ぶこととは異なる対人関係の体験です。ネグレクトと世代間伝達も、DVと世代間伝達も研究で示されています。保健師の訪問が有用であることは先ほどすでに述べました。

DV防止の諸制度はDV被害女性を暴力から保護することに軸足があり、子どもの被害を想定した制度になっていません。脱出を支援することに偏り、脱出後の母子への支援もなければ、逃げる段階の意思のない母子への援助もできません。子どもが存在するDV事例を保健師はDV相談任せにしてはいけません。時間の問題で妊娠が予測されるような若年DVもよく見ます。初産10代の母親たちは家族機能不全の環境を生き延び、若年出産はしばしば成育家族からの合法的脱出の方法です。しかし「子どもを産むのなら子育てに責任を負え」と圧力をかけ、しばしば本人の意思に反して高校を中退させられます。17歳の女の子にすら学業をやめて子育てに専念しろと強いる社会とは何でしょうか。

IV 虐待ハイリスクケースの 親グループ支援

　私は虐待ハイリスクの親の相互援助、親訓練じゃなくて相互援助グループの実践普及に努めてきました。子育てをする母親のつらさを受け止める。孤立無援感に共感する。相互受容などが重視されるこのグループは、MCG、親支援グループ、PSGなど呼ばれてきました。子どもの虐待防止センター、私が評議員としているところでは、MCGグループの実施者を養成する講座を毎年行っています。私が講義を2回のうち1回のグループスーパービジョンを担当しています。グループについては時間の関係で本日はこれ以上立ち入りません。さらに学びたい方は、私の講義録や本をお読みください。

V 親への援助者に求められもの

　核家族化、地域共同体の崩壊、母性神話の呪縛により、子どもを抱えて孤立する母親が大量に出現しました。この孤立無援感に援助者が共感を示すことが大切です。母性神話の呪縛です。「母親というのは子どもを愛情豊かに養育できるはずのものである。」「母親なのだから子どもがかわいく思えないはずがない。」「母親なのだから一人で子育てできるはずだ。」「育てられないならなんで産んだのだ。」「子育てが大変なのは当たり前だ。母親なのだから耐えて頑張りなさい。」「子どもを育てる責任があります。」これらの言葉が本当に飛び交います。

VI 他国の過去に学ぶ

　母親が一人で子育てすべきと、ボウルビィの理論が一部で誤解されています。多くの子ども達は生まれてすぐから一人ではなく複数の人物にあった行動を向けることができる。これらの複数の人物は同等には扱われない。子どもの主たるアタッチメント人物の役割は、実母以外の人々によっても十分に果たしうる。ボウルビィは、一人でなければならないとも、母親でなければならないとも言っていませんよ。そもそもボウルビィの言うマザーフィギュアを、母親と訳した時点で間違いです。「母親の役割をする人物」という意味です。地域社会こそが子育ての主体であり、生物学者から見れば子育て環境の孤立化は、共同繁殖の破壊です。母性神話を言っている側は正義

を行っていると信じているため、反省することがありません。現実に周囲から圧力がかかることもあれば、母親自身が自分で自分を責める、自らが圧力をかけている場合もあります。母性神話の呪縛は養育困難に陥った母親が助けを求めることを困難にします。少なくとも、援助者が圧力をかける側に回ってはなりません。なぜ虐待では援助拒否が多く起きるのでしょうか。良い母親と悪い母親、良い子育てと悪い子育て、正しい援助者と虐待する悪い母親、という善悪をめぐる援助拒否が加わることがほかの健康問題と異なる点です。健康問題に善悪が登場するのって、よく考えるとおかしいでしょう。虐待する親の援助では冷静さと落ち着きが大切です。善意はしばしば有害であり、熱意は非常に危険です。と私は保健師にこれまで何度も繰り返し、5千人から1万人ぐらい伝えてきました。善意はしばしば有害です。母性神話に汚染された善意は、虐待してしまう親をさらに追い詰めます。熱意は非常に危険です。何とかして私が助け出さねばという熱意は、援助者が一人で事例を抱え込むことに繋がり、親への援助と子どもを守ることが矛盾し始めた時、二兎追うものは一兎も得ず、の破綻が待っています。さらに、正義はもっと危険です。身に覚えのある親は、道徳的に避難されると既に感じて恐れているため、普通の質問文が質問する側の意図に関わらず問われる側にとって審問となりえます。「チャーリーが言うことを聞かない時、たたいたことがありますか。」という質問はすべきでない、と精神科医スティールは言います。親の子どもへの態度について聞く

時に道徳を説くような、懲罰するような有罪を立証するように見える取り調べのような聞き方はすべきでない。「チャーリーが言うことを聞かない時たたいたことがありますか。」と聞くのではなく、「チャーリーは育てるのが特別大変な子どもでしたか。」と聞くべきなのです。罪状をとがめる様な意味合いをまとうどんな直積的な質問も避けるべきである。「赤ちゃんが泣くとあなたは怒りますか。」と聞くことは、親を刺激して否認を誘発します。そうではなく、「赤ちゃんの泣き声があまりに酷いとき、もう耐えられないと感じることはありますか。」聞く。そのような配慮が必要です。援助者の関心が子どもに向いていると、育児負担を軽減する提案すらも親は非難されたと感じます。子どもではなく親に注目し傾聴することが大切です。虐待する親たちが援助者に防衛的になるのは、過去に人から助けてもらった体験の乏しさに由来し、援助を求める能力が身についていないのであり、実は助けてほしいと切望しています。援助を拒否する親であると、安易に判断してはいけません。親のニーズがない、という援助者側の言葉は、その援助者が助けてくれる人と親から認知されていないことを示している、に過ぎません。

　援助にあたっての大原則です。援助者自身が母性神話に汚染されていないか、十分に内省する。母性神話を押し付けない。叱責しない。頑張りなさいと励ますのもいけません。では何をするか。孤立無援感に共感する、これまでの努力を十分に労う、これ以上頑張らなくていいと保証する、母親をやらなくていい時間を作る、そのための

具体策を一緒に考える、育児負担を軽減もしくは免除されて正当だと保証する、この正当だという保証が勝負どころです。お前のやっていることは不当だ、と周りからの非難がきっと来ます。新型コロナウィルスの登園自粛で露骨にそれが問題になりました。我が国の母性神話の汚染度の恐ろしさを改めて我々は体験しました。そして一人の援助者が抱え込まず連携する事が大切です。

Ⅶ　新型コロナウィルス
問題禍での虐待予防

　新型コロナウィルス問題は子どもの虐待予防を危機に陥れました。2020年3月からの全国一斉の方針が政府から示され、さらにその後の緊急事態宣言が出される過程で保育園や学童保育が、医療従事者の子ども以外を預けるな、というような情報が人々の間に発信され、登園自粛が広がりました。医師や保健師の援助方針で子どもを保育園や学童保育に通わせていた事例がことごとく登園自粛に陥りました。疾病要件による登園が突如事実上の考慮外となりました。これはなんでしょうか。子育てはそもそも家で母親がすべきものだ、母親たちに子育てを押し付けることがまるで正義であるかのように当然視されました。「こういう時くらい、子どもは家庭で母親がみろ。」とばかりに、社会による子育て機能が停止しました。我が国の大人たちの母性神話の根深さが、新型コロナウィルス問題下でさらに露呈したのです。私は練馬区に以下の2項目を申し入れ、区内に周知しました。要保護児童、要支援児童、医師の診断書意見書によって入所している児童に安易に自粛を要請しない事。養育能力の低い家庭は、支援を求める能力も低く、自粛を直接要請されなくとも自ら控えてしまうことに留意する事。また、同様の内容で子どもの虐待防止センターより要望書を区及び都に提出しました。が、自治体によってはこのような配慮はなされず、多くの要支援家庭が支援を受けられない状態に陥りました。

　新型コロナウィルス下で、ヨーロッパの国はどうでしょう、イギリスの施策について子ども虐待防止学会のホームページに翻訳が載っています。イングランドではソーシャルワーカーの関わっている子ども達は、深刻なリスクにさらされるような基礎的な健康状態を持っていない限り学校に行くことが求められている。英国では、学校とは保育室を含む概念です。ソーシャルワーカーや学校は、子どもを学校に行かせたくない脆弱な親と協働すべきである。ソーシャルワーカーと学校はその理由を探り、子どもを学校に通わせるように親に促すべきである。日本よりも多くの死者をコロナウィルス問題で出しながらも、英国の施策は子ども、要支援児童が不登校に陥らないように国を挙げて援助しました。母子保健事業の停滞は子ども達の安全を脅かしました。親子が家庭の密室に閉じ込められたため、子どもの虐待は社会から見えにくくなりDV、子供の不登校、子どもの自殺の増大は既に明白です。妊婦面接、新生児訪問、4か月健診の実施率、どうですか。新生児全戸訪問の原則は皆さんの自治体で復活しましたか。いまだに希望者だけに訪

間とかいう申請主義に陥っていませんか。各自治体の実情を話し合い、ぜひ皆さんで対策を立ててください。当初は母子包括の名称のはずだった子育て包括は、母子保健型と基本型（これ母子保健の解体を意味します。）が設定され、基本型を選択した自治体の母子保健は既に衰退の道です。さらに、子育て世代包括支援センター母子保健型も、子ども家庭センターの傘下に置かれようとしています。新型コロナウィルス問題で母子保健が停滞しているこの３年間にこういう話が進んでしまいました。皆さんの自治体では、要対協をそもそも保健師が率いることができていますか。要対協のネットワークの中で保健師が指導する側のポジションをちゃんと取れていますか。子育て包括支援センターは、母子保健を維持できていますか。とは言え、本日は研究集会ですから、崩壊しちゃったところはもうここに出てくる力がないかもしれません。皆さんの都道府県の他の自治体、どんな様子になっているのか関心を持ってください。弱いところから潰され、撃破されて気が付くと焼け跡だらけの中に自分たちの自治体が、いつの間にか孤立している、っていう状態になりますよ。焼け跡に孤立すると最後は兵糧攻めで落ちます。虐待予防から腰が引けた母子保健が生き残る余地は恐らくありません。

「児童相談所における保健師の活動ガイド」私が共同著者の一人として作成したものがインターネット上に公開されていますので見ておいてください。児相との協同は避けられません。児相に配属されたら、保健師の専門性に基づいて予防医学的な判断を発言し、一歩も引かずに母子保健の専門性を守ってください。児相の処遇判断に保健師が関与し、保健師の判断を主張し、少なくとも対等な関係を築いてください。今後できるこども家庭センターに保健師が主導的にかかわることができなければ、母子保健は米国のように消滅しかねません。皆さんの活動に期待します。私が理事あるいは運営者をしている保健師が対象の学びの場をチラシにしておきました。「親子ヘルサポ」は、母子保健の虐待予防に特化した全国の保健師団体です。私が理事をやっていて、一年ほど前に発足した時キックオフ公演を私が担当しました。「虐待臨床研究会」という下北沢の研究会、これ23年やっています。練馬虐待勉強会、これも23年目。それぞれ来られる距離にいる保健師方歓迎します。それらの学の場も活用してください。我が国の母子保健を守るために日本こども虐待防止学会にぜひ参加してください。我が国の虐待防止施策に影響力のある学会です。ここで保健師の影が薄いとどんどん飲み込まれますよ。保健師をあてにしない前提の施策が進んでしまいます。どうか皆さんが母子保健を守り抜いてください。

Ⅷ　鷲山先生のメッセージ

保健師の専門性を保健師自身が理解しているかっていうのが、結構大事なポイントになります。そもそも保健師の専門性についての理解が自治体によって一定ではない、というのもあるけれど、それ以前に保

健師だけで議論していても保健師の専門性を自覚できなかったりする。「保健師って何でも屋でしょう。なんでもやるので専門性はありません」とか、というような話では困る。なんでもやるからこそ、地域保健という公衆衛生ができるのです。そこが保健師自身の専門性なのです。ジェネラリティーっていうのが保健師の専門性なのですけれど、そういう自覚をちゃんと持ってくれる事が大事です。狭い分野だけやる専門家、医療なんて多くは大きい病院ほど狭いとこばかりやるのだけれども。でも狭い専門領域だけだと横にちゃんとつないで機能するネットワークを作ることもできないわけです。保健師はそれができるわけです。保健師自身が「私たちはこれができます。これをやりますよ。」っていうのを発信していく事がないと、今これからこども家庭センターで、保健師はその中で何ができるのか。児童福祉との厳しいやり取りもしていかなければならない中で、「保健師はこれができるし、やります。保健師ならこれをやります。」っていうものを示して打ち出して、保健師の側から発信していかないと、これどうにもならなかったりします。児童相談所の保健師の役割を明確化するという作業を 10 数人くらいのメンバーでやって、ガイドラインを作っているけれど、やっぱり保健師自身が保健師の専門性を日ごろ意識していないのですよね。そこをまとめなおす議論からすごく手間をかけていく、それを通して児童福祉と母子保健は何が同じで何が違うのか、ちゃんと理論的に整理しないと理論武装できないし、理論武装できないと主張できない。主張でき

ないと飲み込まれて消滅に向かう、そういう局面にあるのだと思います。

　児童相談所と危機感を共有できていないことも多々あると思います。逆もあると思います。保健師が援助関係を地道に作って予防的に支援しているのに、いきなり強権的な訪問をして壊れることもあるでしょう。お互いの専門性をお互いが理解してないと破壊的なことも起きます。児童相談所の専門性を理解していくという事もとても大事です。ガイドラインも見てほしいですが、児童相談所は、例えば診断という言葉もすごく特殊な使い方をして、社会診断、行動診断、とかいろいろな用語が付いていたり、そんなの児童福祉の分野でしか通用しないような用語を使っています。だけど、医療なんて医療でしか通用しない用語だらけです。つまり使っている言葉から違う。使っている言葉が違う中で相互理解しないと、主張すべき事を主張することもできないのです。だから皆さんの仲間が児相に配属されたら、児童相談所に保健師の専門性をしっかり譲らずに伝えていく役割と、児童福祉の専門性は何で保健師とどこが違うのか、児童福祉の行動理論は保健師と何が違うのかをしっかり把握していく必要があります。児童福祉について保健師が理解してそれをその自治体の保健師集団の中に伝えていく。児童相談所に配置されたらそれをやって下さい。そしてできる限り複数配置が望ましいけれど、新人ではなくちゃんとベテランが行ってくださいね。ベテランが行かないと保健師の専門性も主張できないし、保健師の専門性と児相の専門性がどう違うのかも読み取れません。ベテランが

行ってちゃんと読み取りつつ伝えることを伝え、そしてそれを持ち帰って保健師集団に共有する、また別の人が行く、これを繰り返していく事によって児童相談所との関係を互いの専門性を理解し合った協働関係にしていかなければいけません。それに失敗すると圧倒的に今予算も法律もマンパワーも児童福祉の方に流れていますから、そこで保健師が対等のやり取りをしない限り、物量で負けて飲み込まれてしまいます。そうならないようにしっかり生き延びる戦いをしていってほしいと思います。

　最後に新人教育の話。ベテランの20年30年選手の人たちは実習ですごくいろんなところを回っていろんな経験をしていますね。地域づくりのグループとかそういうのまで学生時代にやっていますよね。今はそういうのはありません。学生がさぼっているわけではなく、世の中のルールとして学生にはそこまではやらせないという事になっていて、卒前教育の中での実地経験というのがものすごく少なくなっています。30年経験の保健師から見たら、10分の1くらいになっていると思って下さい。全然話にならない。卒前教育の中に実地がないのです。じゃあどうするかと言ったら、卒後にやるしかない。1年目が勝負です。学生時代に訪問して回ったり、そこで色々ケースと関わりを作ったりとかの体験がないまま入ってきます。1年目に山ほど訪問させて下さい。皆さんが訪問するときに訪問に連れまわす。金魚の糞でいいからくっ

ついて来い、でいい。そして、山ほど訪問させて保健師というのは訪問が仕事だって、まず体験させる。そして体験させたうえで、その体験の意味について伝えていく。最初に理屈を伝えようとしたってわかりません。訪問がなぜ大切かって、訪問したことがない人に伝えたってわかりませんよ。自転車見たことがない人に自転車の乗り方、本読んで理解しろというのと同じくらい無理。体験型の技法というのは体験させながらでないと教育できない。だから連れまわしてください。皆さんと違って学生時代体験していない。そこのところを1年目にぜひやってください。じゃあ、大学では何をすればいいのかって言っても、今更体験増やそうとしても色んなルールでできなくなってきてしまっているから。個人情報がどうのこうのとか。なので、卒前には理念を教えるってところを重視せざるを得ないと思うけれども、個別の技法の話ばかりではなく、総論のところですよね。保健師は何をする人なのか、どうせ理論を中心にせざるを得ないのであれば、総論をしっかり伝えていき、そして総論についてディスカッションするというような教育を大事にしてくれればいいと思います。そうやって育った若い人たちをぜひこういった場にどんどん巻き込んでそして一緒に戦う仲間を作っていく。皆さんの一日一日の活動がそういう母子保健が生き残るための戦いになるのだと思います。ぜひよろしくお願いします。

コロナ禍のこころの健康

元都立多摩精神保健福祉センター **伊勢田堯**

〈伊勢田先生〉

　この講座で私が訴えたいことは、"心のケア"は、コロナ対策の不備を免罪するものでも、社会経済的逆境を吸収する力を持つものではないということです。

　こうした立場から、コロナ対策におけるこころの健康について概略的なことをお話して皆さんと意見交換したいと思います。

　私は、群馬大学で1958年から始まった生活臨床の発展に従事してきました。生活臨床は病気の背景にある生活の行き詰まりを解消する働きかけを地域で保健師の皆様とともに取り組んできたところです。

　群馬大学から東京都の3つの精神保健福祉センターを経て、久し振りに臨床現場に戻り、現在は「こころのホームクリニック世田谷世田谷」で週2日、1日10件ほど訪問診療に従事しています。

　私はコロナ専門家ではないのですが、コロナにまつわるメンタルヘルスの問題についてWHOの資料を基に考察します。

　メンタルヘルスはやっと日本でも5大疾病といわれるようになりましたが、まだ扱い方が低い地位に甘んじています。イギリスでは3大疾病の一つであり、例えばス

ウェーデンでは医師の研修の必須診療科になっていますが、日本はマイナーな存在に甘んじています。

　WHOは、パンデミックの中でメンタルヘルスを重視しなければならない理由として、重度の精神疾患を持つ人は、ウイルス感染しやすく重症化しやすい、重度の精神疾患がある人は平均寿命が15年～20年短くなっていることをあげています。

　ウイルス感染しやすく死亡率も高いにもかかわらず、メンタルヘルスに十分な関心と対策がとられていないとWHOは注意を促しています。

　WHOは、パンデミックがメンタルヘルスに影響している徴候として、アルコール飲酒量が増え、喜びや興味が少なくなる無快楽症をあげています。

　対処法としては、運動、アルコールを断つこと、楽しいことやその人にとって意味のあることをやり、友達に話を聴いてもらうこと、ストレスマネジメント（マインドフルネス）、セルフケア・認知行動療法を推奨しています。マインドフルネスは座禅の宗教色をとったもので、国際的にも効果が立証されています。無の境地になる方法

で、電車の中でもできるし、お寺に行かなくてもできるようにしたものです。

WHOはパンデミックで自殺は増えていないが、注意は必要と言っています。しかし、日本では、東日本大震災の後自殺数は減り続けていましたが、コロナの緊急事態宣言直後は女性の自殺が増えました。非正規で働いている方が生きていくのに大変な状況が生じたことが要因と思われます。

警察庁の2023年1月の速報値（出典：日経2023年1月20日）によると2年ぶりに自殺が増加しています。コロナ禍で1000人ほど増えた。特に40歳〜60代の男性。失業や年金生活者の自殺が増えています。著名人の自殺も影響していると厚生労働省の担当者の所感もあります。女性もコロナ禍よりも速報値で1000人位多くなっています。最初目立った小中高校生の自殺は減っていますが、全体としては高止まりです。コロナのパンデミックは相当に日本でもメンタルヘルスに深刻な影響を与えていることがわかります。

ストレス対処法について国立成育医療センターホームページに掲載されていますので紹介しました。社会とのつながりを保つことを強調しています。私は、ストレス対処法の中でも良く寝ることが重要と考えます。

WHO統計によると、パンデミックでうつ・不安障害が25％増えています。うつ病とはどのような病気かという理解のうえで支援が必要と考えます。

言葉は良くないが短絡的な発想が目立つ。うつ病だったら抗うつ薬、不安だったら抗不安薬、眠れないんだったら睡眠薬。薬や認知行動療法で治すという単純思考が幅を利かせていないか心配になります。

「生活臨床」の経験から、うつ病とは心と体の極度の疲労状態と定義しました。疲労状態になるのには環境要因と個人要因がありますが、過ぎた疲労は通常不眠を呼び、不眠が更なる疲労を呼び込むという悪循環が作動し、心と体を極度の疲労状態、すなわち、うつ病になるという仮説です。

こうしたうつ病の形成過程を本人も家族も職場の人も理解することが大事です。限界を超えた疲労には休息が必要です。自殺が多いのは、うつ病が少しよくなる時期です。自殺を実行するエネルギーが出てくるから危険です。本人にもそして家族・職場の人たちにも油断せず自殺の誘惑に堪えてもらいたい。死んだら助けられないので。

その反面、うつ病は辛い病気ですが効用もあります。うつ病はその人の生命を保持するために必要な病気とも言えます。脳も身体もこれ以上働けないとストライキを起こしているようなもので、休息を取ることによってエネルギーの充電をしていると言えます。

うつ病を医学的治療だけで撲滅しようとするのは無理があります。過酷な社会的環境が影響しているからです。統合失調症はどの地域でも人口のおよそ1％という固定観念ありますが、Morganらの調査では、格差分断の社会的逆境が内因性と言われる精神疾患であっても地域によって2倍から8倍の差異があり、都市部で発生率も高いという。

社会環境が影響する精神の病気をクスリで治したいと強く望まれる患者さんや家族

の方に正直手こずります。生活環境の方に目が行かないからです。

不安障害も同じことが言えます。視線恐怖、対人恐怖、心気症状によって、社会生活だけでなく、家庭生活も困難になり、引きこもり状態になります。

不安になるには、幼児期・児童期の虐待体験や両親の離婚など逆境体験が背景にあります。

しかし、不安の効用もある。不安もその人を守っているのです。

現行の5分間診療では、患者さんのこうした背景を理解したうえでの治療や支援に限界があります。

以下、メンタルヘルスに関係するいくつかの問題を考えて見ます。

そのひとつに睡眠の問題があります。8時間の人と4時間の人とでは感染率やワクチン効果も違うようです。

日本人は国際的に見て極端に睡眠時間が短く、電車での居眠りは外国人には異様に映り「日本人の居眠り、Japanese nap」と言われています。必要な睡眠時間は7時間、8時間と言われ、高齢者は5、6時間で良いという専門家もおられます。もちろん、個人によって違うのですが、私は、高齢者であっても十分睡眠時間を確保する必要があり、実際に昼寝を含めると9時間、10時間睡眠を取っておられます。

その反面、眠れないことを極端に心配する「不眠恐怖症」の患者さんが少なくありません。生理的な途中覚醒であるにもかかわらず、眠れないからと精神安定剤や睡眠薬の処方を要求し、いったん処方されると減量にも強い抵抗をされる方が目立ちます。

極端な例では、高校生の男子生徒が昼間居眠りするのは眠れないことが原因だと思い込み精神安定剤と睡眠薬を希望して受診したのですが、話をよく聞いて見るとナルコレプシーによる睡眠発作でした。

このように不眠を訴えて睡眠薬を希望される方の話をよく聞いて見ると、むしろ、「過眠症」と言える方が少なくありません。

私は、「日本人のクスリ好き」には正直あきれています。何かあるとすぐクスリで解決したがり、背景にある生活の仕方、社会経済的逆境に目を向けようとしないのです。

参考までに、統合失調症患者の家族の対応法についてのロンドンの有名な感情表出の研究を紹介します。うつ病や不安障害にも共通する所見です。

患者に欠点を指摘して批判・非難する家族、極端な場合「お前のおかげで俺の人生狂った」など敵意丸出しのコメントする家族を高感情表出の家族と呼び、そうした家族のもとに退院した群の9か月後の再発率69%、そうでない低感情表出の家族では28%でした。

家族の対応法としては、低感情表出の家族、すなわち優しい接し方を身につける工夫をする、身につくまでは面と向かった接触を週35時間未満に抑えることを推奨しました。これは患者と距離を取ることと解釈されがちですが、一日平均5時間という接触ですから、実際は、過度な接触をしないことと解すべきと思います。

後の研究でも明らかになったことですが、高感情表出の家族はケアの負担が過剰

になっていることが分かってきましたので、家族の気持ちを支援者が理解しようとする姿勢、家族を支えることが重要であることが強調されるようになりました。

このことは支援者・治療者についても言えることで、担当している専門職の欠点・失敗を指摘して非難するのではなく、担当者を周囲が支援し、患者・家族・関係者との協働関係を醸成することが重要であると指摘されるようになりました。

認知行動療法もそうなんです。その人の認知を修正するという上から目線の指導では効果は限定的です。

心理教育も知識を教えるのではなく、「その人の能力や関心事を引き出す」姿勢が重要です。本人の関心ごと辛いことをこちらがわかろうとする気持ち、それが大事です。精神障害は格差と分断社会と密接に結びついているからです。

健康の概念について、EUCOMS コンセンサスペーパーで学びがありました。WHO は「精神的身体的社会的に問題がないこと」と定義しましたが、オランダのフーバーら、イギリスのソーニクロフトらは健康の定義の見直しを提起しています。

人生において身体的情緒的社会的困難に適応し対処するようにウエルビーイング（健康状態・幸福状態）を自己管理する動的能力と定義し、重点を病からレジリエンス（復元力）に転換するように、すべての関係者に保健医療と疾病予防に対する考え方の転換を喚起しました。簡単にいうと病気の背景になっている身体的情緒的社会的困難という人生の試練に対してそれをどう乗り越えようとしているのか、その態度に

健康性を求めているのです。

このレジリエンスの理念を理解することは大切です。アメリカの心理学会の定義は個人的要因を強調していますが、私はそれとともに復元力を発揮するための環境要因を追加しました。

レジリエンスを発揮するためには問題点をなくすという発想から卒業したいものです。そのための発想の転換する「卵モデル」を考案しました。

深刻な困難を示す黒いところを無くそうとすると悲観的になり希望を失い極端な場合は死にたくなります。現状であっても出来ているところに目を向ける視点に立つことです。うまく行っているところを広げることは出来ることでやっていて楽しくなります。これはストレングスモデルとも認知行動療法の一種と言えます。

ストレングスモデルは支援するときの鉄則です。地域で生活しているときにこれがなかったら訪問も拒否される。問題が深刻であればあるほどこれに徹することです。問題点や困難には思い切って目をつぶることです。長所活用モデルと訳せますが、これを理解し応用することは難しい。頑張ってください。我々の保健サービスの基本です。

「レジリエンス」は訳しにくい。他の人に役に立つ役割があるかどうかが、復元力のポイントです。親亡き後良くなる人も結構いる。今まで面倒見てくれた親の通院介助をすることが復元力になる人もいる。私は訪問して患者さんに教わってくることがよくあります。体操のやり方とか生活の知恵を教わってくる。逆説的ですが、教わる

ことはその人をエジュケートする有効な方法なのです。Educationは教えることと思われがちですが、本来の意味はその人の持っている能力を引き出すことなのです。その人が家族や社会に役に立つ役割を見つけて支援することが大事です。

　意外ですが身体運動の有効性が確認されています。

　レジリエンスの働きかけとして、その人が安心できる環境要因の支援として"留守電療法"を試みています。何かをしてあげるわけじゃないのですが、不安いっぱいで復職した人に留守番電話をいれます。「今日もお疲れさま、外来職員一同応援しています」など簡単なメッセージを週に1回でも定期的に留守電に入れます。孤独な戦いを乗り越える勇気が湧いてくるように。ある時、在宅していた患者さんが「この電話助かるー！」と言ってくれました。

〈司会〉

　本を読んで理解して職場で学習会しましょう。コロナになったみなさん、コロナで苦しんでいる街の人達の声を教えてください。という訪問をみなさんで続けていこうじゃありませんか？　教えてくださいって大事ですよね。ほんと先生。ありがとうございました。

新型コロナが及ぼす子どもへの影響

埼玉県立大学社会福祉子ども学科　**林恵津子**

I　はじめに

　新型コロナは、最初「コロナってなにそれ」という感じでしたが、私は大学ですので、卒業式なし、入学式なし、授業はできませんというところから始まりました。

　皆さんはどうだったんでしょうか。電話で「あなたは、昨日どこに行ったんですか」と、こんな業務に当たられた方もいたかと思います。

　今度、3/8ですか、マスクいらない、5類になる。何にも解決してないですよね。皆さんの仕事、こう言う風にすればいいだろうと、何にも答えまだ出てないですよね。今のところなんとなく収まって見えるような気がしているだけであって。

　ただ、カラカラ経済を回せるだけ強いご家庭は大事だと思う。皆さんはそのカラカラ回るところからこぼれている人たちに、必死に手を差し伸べようとなさっていると思います。

II　新型コロナウイルスが子どもたちに与える影響

1　国連の政策提言

　国連は、2020年4月、コロナが始まって3ヶ月後に、コロナがどんな影響があるかわからないから、しっかりと見守っていくんだよということを出しました。短い文章なんですが。

　まず、子どもたちに与える影響は3つ。1つ目ウイルス感染そのもの。子どもにはかからないと言われている時もありましたが。2つ目 ウイルスの感染を食い止めるための対策がもたらす、直接的な社会経済的対策。学校が閉鎖になったり、授業がオンラインになったり、部活ができなかったり。3つ目は、SDGs実施中の長期的影響もある ということ。私たちが気にしなくてはならないのは長期的な方です。

2　子どもたちのストレス

　パンデミック特有のストレス経験、これはわからない。今までも皆さんの仕事の中で、お母さんに精神疾患があると子どもさんにこんな影響があるとか、一人親のサ

ポートはこんなことがあるとか、障害のあるお子さんがいたら、こんな疑いがあるなどというような蓄積があると思います。ですが、パンデミック特有のストレスは経験がない。

社会生活や身体活動の減少で体が起きなくなりました。日常生活が減退化する、それによって睡眠症、障害のあるお子さんで、特に深刻だという報告もあります。家庭での不調和の暴露、いわゆるDV暴露などです。家庭内のDVや児童虐待が深刻になっているとか、見つけにくくなったとかあるのではないでしょうか。 それからスクリーンの過剰使用もあります。

逆境的衝撃体験で、ACEsというのがあります。ACEsとは、子どもの頃の体験で 、思春期に経験した精神的、または身体的なストレス要因。親によって虐待される人、暴言、暴力、性的虐待、ネグレクト、他に家族の誰からも大事にされていない、家族同士の仲が悪い、何も守ってくれないといった経験、それから子どもと家族の機能不全。離婚、親との別れ、家庭内暴力、家族の薬物、アルコール依存、家族の精神的疾患。こういう逆観的な環境のことです。これは経過によって、自然に見なされることができない影響をもたらします。単にこの子は大変なんだよね f ではなく、ずっと残る。これにコロナが入るかもと言われています。

ストレスは、3つに分かれます。

1番いけないのは、有害ストレス、毒性ストレス。虐待、それから養育者の薬物依存疾患、大人のサポートがないまま暴力に晒される。そして、それが強くて頻繁で長

期間、そういうストレスの反応で、脳の構造、臓器を破壊するんです。虐待例では、発達障害様の行動が見られるような態度、皆さんも気になっているかと思います。成人期を通して影響を残します。これが毒性ストレスです。

2つ目の耐容ストレス。愛する人がいなくなってしまう、自然災害や交通事故で、急に家族が亡くなる。 東日本大震災は大変だったですよね。これは体の警告システムを活性化させるので、大変なんですが、信頼できる大人に守られれば、その後回復します。

家族を亡くした災害で、突然大好きなお母さんいなくなった。でも、周りのおじさん、ばあちゃんがサポートしてくれる、そういうサポートがあれば、次第に、大変だったけど今私頑張っていますとなります。

大人のサポートがないと、毒性ストレスのままですね。毒性ストレスになるとか、耐容ストレスになるかは、ストレスの大きさや深刻さではなく、守ってくれる大人がいたかどうかです。一緒に頑張ろうね、一緒にここにいようね、気持ちわかるよ、私も辛いよという大人がいるかどうかです。

一緒にいる大人が、子どもの気持ちになって、守ってくれるかどうかです。けれども子どもを守れない親もいるんです。自分のストレスが高まって子どもを虐待する、もしくはもう経済的に厳しくて、子どもに心も体も関われず、必死に働いてるとかね。

3つ目は前向きなストレス。いいストレスも健全な成長にとって、とても大事なものです。短期間の心拍数も上昇も大事なん

です。子どもにとっては、運動会とか、健診に行くとか、ドキドキする、それをストレスだからできませんではなく、そういうストレスを通しながら強くなっていく、経験をして成長していくんですよね。これがポジティブストレス。

成長に繋がるストレスは、一緒にたくさん経験していこうよということです。そして、毒性ストレスになるか、耐容ストレスになるかの境目は、周りの大人のサポートがあるかどうか。家族、家族だけは難しい時は、私たちが少しでも支援をするということです。

私たちは、このコロナのパンデミックを経験することは初めてです。重要なことは、保護者のサポートが十分かどうか、つまり支援がないと、パンデミックは ACEs の新たな発生源となり得る。保護者支援が重要な鍵です。

3　社会的孤立
（1）友人関係

社会的距離を取らざるを得ない状況になりました。私は仕事で保育所や幼稚園に行きますが、子どもがエーンと泣いていても、距離をとって「どうしました」という感じだったんです。でも、その保育士さんも感染は怖いし、感染を家に持って帰りたくないということもありました。非常に考えてしまったのは食事の場ですね。マスクしてできないんです。「あーん」と言っても、保育士が口を開けているところを直接見ないと、口開けない子どももいましたね。それから、コロナ前は保育士と子どもたちでテーブルをくっつけて、皆で輪っかになっ

て食べていますよね。それが子どもたちだけで、黙って食べる。職員は休憩時間になってから、非常階段で外に出て食べていました。

（2）学級閉鎖の影響

次に大きな影響受けるのは、思春期だとキャンベルは言っています。子どもたちは思春期に人と信頼を築くとか、裏切られるとか、そういうシビアな体験をリアルにしていることが、次の成長に繋がる。小さい時は、親と 24 時間 365 日一緒にいられることが、素晴らしいことかもしれません。そして、親も子どもと長時間向き合うことで、いいスタイルが形成できるかもしれません。しかし思春期以降は、自分は何者なのかを知らないといけないんです。中学生ぐらいから孤立したり、失恋したり経験するわけです。友情関係、恋愛関係を、距離を保ちながら、作るのも再建するのも無理ですね。

この思春期に身につけたスキル、これが大人になってから、とても大事になってくる役立つわけです。オンラインゲームの友達という話もあるんですが、微妙なやり取り、自発的な反応、それがうまくいった時が、すごく嬉しいわけですがその経験ができない。中学、高校生の時のちょっと淡い恋をして、ちょっと触れただけでも嬉しいとか、バレンタインでチョコとか持って行って、突き返された時の情けなさとか、やっぱりリアルじゃないとね。コロナでそれを奪われた今の中学生、高校生。卒業式でマスクを外して、みんなの顔見たいですと言っています。

高校生も、リアルな体験してないんです。学校すら行っていない。友達の家に遊びに行ったりとか、学校帰りにマクドナルドで３時間喋り込んだりとかやってないです。部活やったりとか、親に嘘ついて彼氏と遊んだりとか、そんなこともできないんですよ、今の高校生。

ロックダウン中の子どもたちの身体活動ですが、これ、ロックダウンが終わった後も、身体活動かなり減っているかと思います。座りがちな遊びで、スクリーンタイムも多くなって、年齢が上がると、どんどんこの身体活動と割合が減ってきていまして、小学校の高学年にあたる10歳から12歳では、１日のうち平均83.8パーセント座ったまま。私は大学で、１、２年目はもうほぼオンラインだったんですが、学生たちは、ずっとパソコンの前で座っていて、だいぶ心身ともに傷んでしまっていましたね。気持ちを切り替えることができなかったり、夜眠れなかったりということもあり、いわゆるうつ的な症状と不安症状です。

中国の論文で、学生の抑うつと不安を調べたら、２割超えの学生が抑うつ。２割近くは不安症状を呈した。日本でも国立成育医療研究センターが、コロナ禍の子供たちのメンタルヘルスについて、調査報告しています。子どもの発達を、チェックリストの形で、こんな心配ありますかという質問をして、一般的なスコアと比較すると、かなり悪くなった。１番深刻だったのは中学３年生。元々受験で不安にはなるのですが、コロナ禍でオンラインになって、いろんなことがあって、かなり不安が強くなったんではないかなと思います。

なるほどと思ったのが、今回相談したいですかと言った時に、スコアの軽い人は相談したい。しかしスコアの重い、受診レベルの人は様子を見たいというのです。

私は発達障害は専門ですが、あなたのお子さんは誤差の範囲だから大丈夫というようなお子さんの親御さんの方がうるさい。落ち着きがないという子がいる。医師の診断を受けて 教育スタートさせて、なんなら手帳も必要というぐらい人の方が、もうちょっと様子みたいというのですね。どこの国でも 不安とうつ、子どもではなく親なのです。

オンライン授業をやっていた時に、大体わかるんですよ。この子は、ちゃんとパソコン持っていて、自分の部屋もあって、この辺にミッキーのぬいぐるみ置いてあって。兄弟もそっちで、オンライン授業やっていて。しかし、パソコンも持ってなくて、スマホで授業を受けている学生もいます。授業中に「何々さんどうかしら」と指名したら、その学生が自分の音声をオンにしたんですが自室ではない。多分お父ちゃんだと思うんですけど、「いつまでやってんだよ」と怒鳴っている声も聞こえてきた。心がえぐられました。

支援学校や障害のあるお子さんの放課後デイなども、だいぶお休みになりましたよね。障害がある兄弟がずっとうちにいるんだなというご家族。 そういうお子さんが家の中にいて、「静かにしていてよ」と言いながら、お兄ちゃんは授業受けていました。

学齢期のヘルスケアは、社会的に学校が機能しているのです。学校が 機能しなく

なると、社会経済環境の低い家庭の子どもたちは、学校給食の問題でも深刻に影響を受けます。栄養管理ができないから、慢性疾患が放置されるということも起こってきます。

ひとり親家庭の半数以上が貧困。そういう方たちに３か月後に来てくださいと言うと、「そんなところに行ったら、私１日分の給料がなくなる」と言う。親は必死ですよ、それぐらい大変な家族がいます。言ってくだされればいいですが、何も言わず下向いて、ドタキャンの家族がなんと多いことか。

4　心理・発達面の影響
（1）保護者の不安

親グループは子どもたちグループと比較して、不安レベルが高かった。日本の場合は、そこへ親の介護不安もある。介護の施設も面会もできず、デイケアサービスなどか使えなかったり。中でも、感染を極端に心配するのは、妊婦と幼い子を持つ人。皆さんも、新生児の訪問とか断わられたりしたかと思います。

2020 年の３月から 12 月に生まれた子どもたち 255 名の調査があります。妊娠中にお母さんが感染した暴露群 114 名、感染していないで妊娠期を過ごした非爆露 141 名。それから、パンデミック前に生まれた子ども。この３グループで、子どもの発達の差はありませんでした。

けれども、パンデミック時に生まれた子は、その前の数字に比べて運動発達で仰向けからお腹側に転がる。両手でおもちゃに手を伸ばす。物を掴む。知らない人に対し

て、親や親しい人とは違う行動、いわゆる人見知り。ここで低いスコアを示したという報告です。かなり心配するデータです。母親の感染か否かではなく、パンデミックに生まれたかどうかが、神経発達の違いに影響したと論じています。不安で不安で、怖くて怖くてという妊婦さんから生まれた子どもも、発達の遅れはなかった、妊娠期の不安はオッケーです。

生後８か月から３歳までもつ親御さん 189 名で、パンデミックの時に保育士は幼稚園通っていたかどうかを調べた。その結果、パンデミック時でも集団保育を受けていた子どものスキルは向上しています。親が教えられることと、子どもたち同士の集団で学ぶことは別ということです。低所得者層の子どもでは顕著。低所得者層の子どもは、家庭内の教育だけでは不十分、非常に影響が出るわけです。

つぎに、2020 年と 2021 年に生まれた 672 名の調査。その前の 10 年間、2011 年から 2019 年間の子どもと発達を比較しました。コロナ後に生まれた子どもは、語能力、運動能力、総合的な認知能力、著しく低下、社会経済的に貧しい家庭の子どもたちが最も影響を受けている。

ただし、こんな研究を鵜呑みにするのもという論文がありましたので、ご紹介します。子どもの行動で発達検査をしますが、マスク着用しているので、先生の顔が見えない。非言語的な合図は少ないから、そういう状況で発達検査しても、違くないかというということです。

また、子どもたちは過疎性があるから、今はいろいろなことがあるかもしれないけ

れども、回復力があればいつか追いつくということも言われています。

（3）マスク着用による影響

日本ではマスクを外しましょう、顔が見えること大事だよねとなっています。母親にマスクをつけてもらう。それから、マスクを外した時、子どもとのやり取りを録画して分析した結果、マスク着用してもとっても、特に問題なしという結果でした。

透明マスクと不透明マスクとマスクなし。3条件で音声の聞き分け、単語のあの認識をやったそうです。2歳という小さな年齢のお子さんですが、聞き慣れた単語を認識することができたということです。というわけで、マスクを嫌悪する必要はないだろうと論じています。

Ⅲ　家族に与える影響と家族支援

大規模な妊娠者サンプル8600人で、普通と不安の調査があります。普通症状が33.4パーセント、不安症状は47.1パーセント結構高いスコアだと思います。でも、妊娠中にパートナー、親しい友人から社会的支援を受けることで、産前産後の苦痛が大幅に軽減した。さらに生後3ヶ月児のMRIを実施したら、妊娠中のお母さんの心的苦痛、不安が強いのか、鬱が強いのか、そこから産まれる赤ちゃんでは、感情処理に関わる脳領域の扁桃体と、実行機能スキルを担う前頭前野が、異なる構造接続を示しました。親の不安が高いと、子どもが感情をコトロールができなくなる、よく考えることができなくなる。被虐待児では以前

から言われていますが、虐待を受け子どものストレスが高くなる、そうすると、感情コントロールが難しくなったり、実行機能、よく考えることができなくなって、感覚的な行動をすると言われています。

次に、163組の母子サンプル、妊娠中のストレスやソーシャルサポート、いろんな情報を集めました。出産直度に看護師、新生児学医師の訪問を受けた人は、そうでない人に比べてストレスや不安が少なかった。専門職者に応援してもらって、元気に育っていますねと言われることはとても大事なことです。

さらに生後3ヶ月の乳児で、妊娠中にストレスや不安が長かった人は、少なかった人を比べると、感情注意をうまくコントロールできない。例えば、こちらに注意を向けることができず、どこか行ってしまう。落ち着かせることが容易でなかった。これらの結果から、妊娠者には予防的介入が大事ということです。

もちろんこういう研究は全てではありません。けれども、慎重になった方がいいと思います。もしも、子どもたちに発達の遅れが見られたら、やっぱりすぐに介入しましょう。私たちは、子どもたちの最初の1000日間が重要であることを認識しています。2020年3月に生まれた最初のパンデミックベビーは、2023年3月にちょうど3歳になります。最初のパンデミックベビーがそろそろ3歳児健診です。

2020年、2021年の1、2年間、どうしようと思って不安に過ごした方、感染させないためにどこにも出かけなかった方、仕事を辞めた方、仕事を辞めざるを得な

かった方、これからです。

　私は、虐待を受けた子どものサポートや里親さんのサポートをしていて、里親さんにお願いをして、子どもの発達状況のチェックリスト、具体的には ADHD と ASD のチェックリストお願いしました。虐待を受けた子どもは構造上は、ADHD や ASD に見える。しかし里親さんのもとで、穏やかに平和に暮らしていれば、「昔は本当に大変だったけど、今は落ち着いた」というストーリーを願っていました。でも厳しかったです。300 名規模のデータを集めました。里親さんは一生懸命です。とても愛情をかけてくださっているんだけど、妊娠期のストレスの影響は大きいです。おそらく多くの妊娠者が予期せる妊娠だったり、喜びがない妊娠だったりして、この後どうする、どうしたらいいんだろうと、必死に考えた大変な妊娠期間を過ごした方から生まれたお子さんです。ADHD の負荷は厳しかった。そして、生後虐待を受けている子どもはプラス ASD。厳しいです。

2　コロナ禍における子育て

　障害のあるお子さんの子育ては、もう本当に大変です。本当にいろいろな障害のお子さんがいます。医療的ケアが必要な子は、本当に苦労しました。ただでさえ出かけられない生活。訪問看護をお願いしないと生活が成り立たないのですが、訪問看護が難しかったり、体調崩した時に行ける病院が限られたり。濃厚接触者と言っても、1人1室なんてある家はないですから。

　自閉スペクトラム症の子どもは、いつもと予定が変更されるのが苦しい。今日から

スクールバスのルールがこうなります、学校のプログラム変わりますとか、放課後デイが変わりますということの把握が困難になるわけですよ。今までだったら、学校に送り出せばホッとする、放課後デイケアにお願いすればホッとする。それができなくなった。

　もちろん、パンデミックの間に問題行動が改善されたこともあります。オンライン授業の方が、画面に注目してればいいので、ADHD のお子さんは楽になったという話も聞きます。

　石崎の論文を表にまとめてみました。困難だったこと、親子だけで過ごす時間が増え、子どもが気になる。子どもが気分転換できなくて、情緒不安定。「お父さんが今お仕事中なんだから、あんた静かにしなさい」と言われても、理解が難しい子ではきついでしょう。

　人と触れ合う機会が減って、元々苦手なコミュニケーションスキルがさらに低下、体動かす機会が減った。筋力の低下。

　私は障害のある成人の方ともお付き合いがありますが、運動量が減って、ものすごく筋力落ちたと聞くことが多いですね。足が細くなったりとか、歩幅が減ったりとか。マスクをできないので、外に行かせると、ご近所さんから睨まれるということもよく聞きました。

　プラスのことも報告されています。オンラインになってきたので、病気で学校へ行けない子どもも勉強ができたと報告されています。

　障害のあるお子さんが感染して入院となった時に本当に難しいです。病院の外来

にもかかれない。検査さえ、薬局に行って簡易キット買って、親が羽交い締めにして、いきなり鼻に突っ込む。親も一生懸命羽交い締めにして、陽性になりました。しかし、保健所に電話すると、「家にいて、薬飲んでいてください」となります。

障害者の施設でも、高齢者の施設も、入院どころじゃないという状況なので、どの施設でも福祉職が診ています。

要特別支援家庭状況の調査があります。睡眠スケジュールが変化した。睡眠が乱れると、親の生活にも影響が行くんですよね。親も子もQOLが低下する。さらに経済的負担がある。これが、負担があると親自身のうつ傾向と深く関わる。経済的な公的支援が必要な家庭は増えました。障害のあるお子さんがいる家庭で、仕事を継続することは本当に大変なことなんです。デイケアが使えないと、子どもは早く帰ってきてしまい、仕事を辞めざるを得ないっていうご家庭が多いです。

児童養護施設などで、暮らすお子さんの約3割には、障害があると言われています。今社会的擁護の問題と、特別支援の問題は本当に重なっています。保健師の立場で、訪問したり、保護者さんの話を聞いたりする中で、児童相談所や子ども家庭支援センターと連携を持ったりすることもあるのかと思います。支援や配慮が必要なご家庭が、さらにコロナで厳しくなっている状況です。

若い保健師さんは、就職してからずっとコロナ対応で、大変です。そういう若い保健師さんが潰れないように、ベテランの方ぜひサポートしてあげてください。

〈フロアから〉

◎私自身がパンデミック時出産してまして、2020年の5月ですね。今、2歳後半の子どもですが、運動発達がすごいゆっくりだったんです。もちろん予定していた分娩ではなかったし、赤ちゃんのお風呂に入れる沐浴布とか、ガーゼが足りなくて。外にも出なかったです。マスクがなくて。母乳パットもマスクの代わりになるみたいに言われました。

私はそんなに不安は強くなかったなとは思うんですけど、振り返って考えると、やっぱりあの出産前後は神経質になってた部分はあったので、それを耐えてきた。妊娠期は本当に大変だったなと思います。

千葉で里帰り出産してきたんですが、立ち合い分娩だったんが、東京から里帰りしてきてる人だから、そんな人に立ち会いなんてできないみたいなことを、産科の先生に言われ、腹が立ちました。

講師）そうやって知識がある人でさえ、不安に思ったりするわけだから、まったく子どもを見たこともない人もいる。本当に不安になるでしょう。ご実家に戻れない人も多かった。最初の頃は、新幹線に乗ってわざわざ来たとか、まだ俺たちの村には出てないよという時に、里帰り出産を諦めたというような方もいらっしゃる。里帰りするのしないのと、楽しい方向で話をするのは、とてもいいことなんですよ。旅行に行くのを北海道にする、沖縄にする、どっちにする？　なんか、食べよう、チョコレートに

する？　チーズケーキにする？　でも、ポジティブとネガティブの悩みもあります。例えば、チョコレートケーキ食べたいけれども、太りたくない。　その時には工夫をする。なんとか屋さんのチーズケーキはカロリー低い、そんなような情報を知って工夫するよね。

　でも、コロナはネガティブ、ネガティブの葛藤が多かったと思う。感染したくないけれども、収入が減るのも困る。　ネガティブネガティブの葛藤っていうのは苦しいです。そして、出口がなくなっていきます。

コロナは、たくさんのネガティブネガティブだったよね。

　私たちは、対人支援職者ですので、その苦しいご家庭と向き合っていきます。もうね、解決方法がないけどね。そして、「子どもへの影響」というタイトルにはなってますけど、結局は家族ですね。元々辛さがあるご家庭がさらに辛くなっている。その辛いご家庭にさらに、障害がある方、依存症がある方、虐待、いろんな課題がある。そこを皆さん方が支えてくださっています。

感染症対策と公衆衛生の責務

栃木県保健所参与　**大橋俊子**

1　公衆衛生とは

公衆衛生、パブリックヘルスというのは、WHO の定義もありますが、個人の水準で健康を扱うのではなく、社会水準で健康を取り扱うというのが公衆衛生活動です。それが、臨床と公衆衛生の違いということになるかと思います。

改めて日本国憲法の第 25 条に「すべて国民の健康で文化的な最低限の生活を営む権利を有する」ということで、これが社会保障の基本になっています。そして、2 番目に「国は全ての生活部面において、社会福祉、社会保障及び公衆衛生の向上及び増進に努めなければならない」と、憲法にも公衆衛生という言葉が出てきます。

保健師・助産師および看護師法の第 1 条が、「医療及び公衆衛生の普及向上を図ることを目的とする」、保健師、助産師、看護師はその担い手になっています。

保健師の皆さんは、当然公衆衛生という位置付けが頭に入っていると思いますけど、看護師の皆さんに意外にこれが抜けているかもしれないと思います。医師法の第

1 条にも、「医師は医療及び保健指導を掌ることによって、公衆衛生の向上及び増進に寄与し、もって国民の健康な生活を確保するもの」というように、医師に対しても求められているものです。

保助看法第 36 条に「保健師は、その就業に関して就業地を管轄する保健所の長の指示を受けた時には、これに従わなければならない。ただし、前条の規定の適応を妨げない」、前条、第 35 条は「疾病者の療養上の指導を行うに当たって主治の医師、または歯科医師があるときは、その指示に従わなければならない」ということで、当然、主治医の指示が第一です。けれども、今回のコロナのようなパンデミックや災害の時は、地域の公衆衛生のために観察する、保健所長の指示の元に動いているということです。

2　保健所の業務

保健所の業務は、地域保健法で定められています。保健所の業務は、都道府県型と政令市型の 2 種類分かれます。母子保健など市町村業務を担うのが市形、そういった

市町村業務がない部分が県型と区別します。都道府県型の保健所は、管内の市町村と協力して、関係機関と調整を行い、食品衛生や感染症等などの広域的な業務、医事・薬事衛生や精神難病対策等の専門的な業務を行うとともに、大規模で広域的な感染症や自然災害や原因不明の健康危機管理に取り組み、地域全体の住民の健康のレベルアップを図ります。また住民に身近なサービスとされる健康作りや母子保健、保証保険、生活習慣病対策やがん対策等の事業を市町村が主に行います。

地域保健法を紐解くと、1994年に保健所法が地域保健法に改正されて、地域保健対策の推進に関する基本的な指針が策定され、適時改正されてきています。阪神淡路大震災の後の指針の改定、あるいは次世代育成支援等の法律に基づいて、児童虐待防止や精神障害者の施策等総合的な取り組みみたいが入ってきています。それから、医療制度改革の一環として、2007年には、医療計画策定に保健所が関与していくというような通知がありました。

それに、2011年の東日本大震災を契機に、ソーシャルキャプタルを有した自助共助の支援や、医療介護福祉の関連施策との連携強化が指針に追加されてきています。この指針の第一項目にあるのが、地域における健康危機管理体制の確保ということで、地域における健康危機管理の拠点として保健所機能の強化が挙げられているとこです。これは、災害の時に発するような意味合いの機能強化だったのですが、コロナで蓋を開ければ全然機能強化されてなかったという話です。

保健所は都道府県、あるいは政令市特別区が設置をすると決められています。2022年4月現在、全国保健所数は468となっています。ま15、6年前は800近かったので、市町村合併が進んだ平成9年あたりからどんどん保健所の数が減ってきています。例えば横浜市では、保健所が13ぐらいあったのですけど、それを1か所の保健所の組織に変えました。保健所が地区の保健センターになりました。

栃木県も10保健所が6か所になっています。県の保健所の構成としては、総務福祉部と地域保健部、栃木県は健康福祉センターという名前で、福祉事務所機能も持っていますので、保健と福祉の合蓄した形になり、総務福祉部の方に生活福祉という課があります。地域保健部はいわゆる保健所となっています。

私が勤務していた県南健康福祉センターは、人口が約48万人、エリア的には小さい中に人口が多い。栃木県は山に囲まれているので、南部は平野があって多くの人がいます。ただ、高齢化は28.8と、県が30くらいなので比較的若い構成をされているような地域です。職員は64人。令和4年度にコロナ対応で増員しましたが、事務職が27名、技術職が39名。保健所の機能が大きいので専門職が多く、医師1名、獣医師、薬剤師、管理栄養士、診療放射線技師、臨床検査技師と保健師13名、48万人で13名、決して多い方ではないと思います。この保健師の年齢構成ですけれども、統括保険師1名の下は若くなってしまって、新任期保健師が毎年3〜4名入っています。幸いここ3年間で退職や休職もあり

ません。

3　栃木県南保健所の新型コロナウィルス感染症対応

（1）パンデミック対応

　実際のコロナの対応ですが、2020年栃木県の第1号の患者さんが、うちの保健所の方でした。あのクルーズ船に気船をしてきた方が、栃木に帰ってきて発症して診断がついた方でした。当初は1桁2桁発生数だったので、3月上旬ぐらいまでは、いわゆる感染症の業務として、対応していました。電話相談や検体回収などのやり取りがちょうど年度末にかけて行っていたところです。

　それが3月下旬になると、少しずつ数が増えてきました。3月下旬から4月ぐらいになってくると、非常に重篤になったり家族まるごと感染したりするなど、だんだんパンデミックの要素になってきて、通常の対応では回っていかないということが、この1ヶ月半ぐらいで進みました。そこでBCPに基づいて、署内業務を縮小し全職員対応、福祉職も含めて、職員対応という形で進めるようにしました。いわゆる健康危機管理の一環として動いたという最初になります。

　5月連休明けぐらいから、1週間で最大で30弱の発生、死亡者の報告が上がってくる。それに対して調査をする、この時期は積極的疫学調査とともに濃厚接触者の割り出しや会社や学校等の調査、そういった業務を手分けして実施するというような形で進んでいきました。さらに、クラスターも発生しました。今はクラスターというと、

高齢者施設が多いですが、外国人の方々は、特に地方では6畳のところに45人で住んでいることもある。スキンシップが非常に多い、マスクをせず、非常に密な関係だったので、1人出れば周りが全員、さらに住んでいる家族だけではなく、誕生会やなにかのイベントに集まっていた、そういったケースの対応が多かった時期になります。言葉の問題もあります。当初は3者通訳というコールセンターに電話をしてやっていたのですが、それでは調査もできないし、最終的にはこの7月からスペイン語の通訳に詰めてもらって、一緒に電話しながら数をこなしていきました。

　その後熱が出たら保健所に電話して、受診していいかどうか相談してという仕組みが始まったと思います。24時間対応の電話相談があって、4月の段階では1日に最大213件、1つの所に電話がかかります。そもそも回線はそんなにないですから、ほとんど電話はかけられない、繋がらないというような状態になりました。県南保健所は、県で最初の第1号があったように、全て県の動きより先に先に動いていったので、県南が大変になってから、県が動くということでした。4月の中旬には県のコールセンターがはじまったので、少し楽になりました。

　年度を超えても、全所対応で動いています。生活衛生課とか試験検査、それから総務系の福祉のケースワーが窓口業務や電話相談に従事をしてもらいました。また医療機関の送迎も、保健所の車で行いその時の運転手をやってもらいました。

　それから、母子や精神保健を行う健康支

援課の保健師が自宅療養や濃厚接触者の方々の健康観察の担当になってもらいました。

3波、4波、5波のところですが、新規感染の方が多くなってくると、自宅療の方が非常に多くなってきます。自宅療養の数は発生届けが60件とか110件とだらだらと12月ぐらいまでずっと続いていましたが、特に年末患者がすごく増えたので、調査が非常に大変になってきました。市の保健師が交代で来てもらったり、管内には2つの大学があるのですが、そこの看護学部の教員の方々とかが応援に来てくださったりする時期になっています。さらに県が看護協会に委託をして、在宅の看護師たちが健康観察のための電話対応で常に詰めてもらいました。また卒業したOGの保健師の方々が参加してくださいました。

そのうちキットが普及されたりすると、検査がすごく増え、検査をすれば陽性になる人も出るということになってきました。さらに変異株が増え、病床の問題や外来をどうするのかなど、医療体制の構築が課題となりました。これからポストコロナについて言えば、健康危機管理の中の一環として、医療体制の構築を地域として考えていくことが大切になってくる部分があるかと思います。

私が退職する2022年3月過ぎぐらいまでのところが第6波だったのですが、オミクロンになって数は増えているけど、調査なんかも選別化しないといけない、それはやむにやまれないことでした。これでも東京や大阪と比べれば、少ない発生数だと思いますが、地方の都市でもこんなに動いたということです。

第6波はちょうど年度をまたいでるのですが、3月から4月、人事異動の時期で、ちょうど2年目、3年目となると職員の異動も多い時期で、毎年大体20から30人は職員交代なんですが、感染症対応の職員も交代するというのは、困ったなという思いもありました。県としても職員の応援は3月までは1週間単位だったのですが、4月から1ヶ月単位で来てもらいました。そうすると申し送りが頻繁じゃなくて済むので、慣れてもらって保健所ってこんなことやっているのかというのを、見てもらった形になってきました。

（2）感染症対応以外の業務

それから保健所の業務は、コロナ対応でBCPに基づいて全職対応という形で動いたのと、国の方針で更新申請業務が縮小したりしたものがありました。許認可に関係するものは申請ですから、縮小中止もできない部分はありますが、できるだけ検査も、予約なしで毎週やっていたものを予約制にして、月に数回にしたとか、そういう減らし方をしました。飲食店の監視も件数を減らして対応しました。医療機関の立ち入りに関しては、全部書類審査という形がこの3年間続いています。問題のあったところとかは、立ち入りをさせていただきます。クラスターが起こっていたような医療機関については、立ち入りの時に感染症の部門だけみさせてもらいました。それから、新規に立ち上がったところなど、最低限な数だけやっています。養成大学が2つありますので、保健所実習も中止、あるいは縮小

でしました。保健所の仕事として、感染症が起こったから対応するのではなくて、起こらないようにまず予防からといろいろな研修をやっていたのですが、コロナでそれが全部できなくなったっていうのは、これからのちょっと心配ことではあります。

ただ、皆さんも実感していると思いますけど、コロナが流行っている時には、インフルエンザやノロウイルスの報告もほとんどありませんでした。今年は、コロナがやや勢いを減らしてきたら、やはりインフルエンザが増えてきています。一説によるウイルス一強節、1つのウイルスの中でも1つが勝てば、他はちょっと静かになるっていうパターンになっているのかなと思います。

（3）保健師活動

保健師活動に視点を当てて、まとめてみました。保健所の保健師の配置は13名と言いましたけれども、難病で4名、感染症に3名、それから母子、精神の方に5名、総務企画に1名という配置で配置されています。感染症の業務としては、通常業務しながら、総務の方に入っている保健師1名については、業務を3分の1にして、疫学調査の方に入ってもらっています。

2019年10月に栃木県に豪雨災害があって、市には県の保健師の支援に入り関わりもかなりありました。あの時一緒に苦労したから、今保健所さん大変だからどうですかといった形の関係性もありました。それで県南の場合は、市の現役の保健師が応援にきてもらったのですが、他の保健所ではOGの保健師に長期で来ていただいた

ようです。それから、大学の看護教員につきまして、今まで学生実習を受けていましたので、その関係で応援にきていただきました。

栃木県としては人材バンクを使ったことが多かったと思います。今後は、アイヒートが制度な形で動いてくる可能性もあるかと思います。栃木県では、2020年からメンター保健師等支援事業というのが始まりまして、県のOB保健師がメンター支援として新任期の相談に保健所に1人2人配置されていたので、その方々が派遣日の以外は、応援に来てくれました。現場を知っている保健師が引き続き来てくれたというのは、大きかったかなと思っています。

保健師は、公衆衛生の担い手の中心です。今回の感染症パンデミックでは、保健所の保健師、あるいは行政保健師から産業保健師、養成校の保健師、それぞれ公衆衛生に関わる切り口は異なりますが、社会全体の公衆衛生の奉仕を図る社会全体への健康維持、増進を図るために活動されていたと思いますし、これからもされることだと思います。

今回急な応援で、私はやったことがない活動もああったかと思います。けれども、いわゆる危機管理の一環としての保健活動を柔軟にパッとスタイル変えながらやれる、これを今後も生かしていただければ、幸いだと思います。

4　おわりに

管理職の立場って言いますと、やはり保健師さんたちのスキルは高いと思います。

全然違う組織のところに来ても、すっと対応される。特に市の保健師たちは、日頃困難なケースの対応をされていることが多いのか、県の保健師が対応に困っている人を、市の保健師が引き受けて、長い時間かけてお話をしていただいたりして、そういうテクニックみたいなものを非常に実感しました。こういう対応を見た県の若い保健師は、勉強になったのではないかなと思います。コロナの対応は本当に大変ですけれども、メリットも多々あったのかなと思いますし、これが次に繋がれるように展開できればいいかなと思っています。

感染症対策と公衆衛生の責務

コメンテーター　**中澤正夫**

1　「コロナ禍」を経て、保健所と市民との距離が近くなったか？

私は精神科の臨床医ですから、臨床医から見たコロナの問題について話します。

この大変なコロナの戦い。まだ終わってないのですが、第一番に言いたいことは、このコロナ禍を経て、保健所と市民との距離が遠くなったか近くなったかというと、遠くなったと思います。一生懸命やっているのはみんなわかっているのですが、結果的には遠くなったのではないかと思います。地域保健法施行以降、地域住民から保健所は遠くなってしまったままです。

二番目は、このコロナの中で保健所は、その本来の公衆衛生を問われる立場に、いきなり立たされたわけですね。ほとんどの人が、訓練もなく即応体制もないままに……です。

私は東日本大震災以来、ずっと福島の相双地区の支援に入っていたのですが、私はそこである保健師から、「先生まだ生きていたのですか！」と言われました。私は昔、群馬県にいて、西本さんという保健師と組んで精神衛生活動をやっていたのです。そ

の顛末を「からっ風村の健康戦争」という本にして、結構売れたのです。その「著者に会える・生きている」とは思わなかったというのです。この本を読んで、保健師を目指したのだそうです。そして、その保健師はさらに厳しいことを言ったのです。「先生、こんなところにまで来てくださるのはうれしいのですが、東京でやることはないのですか？」と。つまり、こんなところに支援に入るのだったら、東電の前に座り込めと言いたかったのですよ。

このコロナにおける現場の混乱と疲労はかつて経験のないものだったでしょう。この期間に保健所に行った電話は、すごい数だった。保健所に電話なんてかけたことのない市民が、どんどんかけたと思います。最初の方はほとんど繋がらなかったようですが。さらにその対応の悪さ！　お役所的な対応ではなかったでしょうか。「それは係が違います」と言われ、辟易して……。保健所なんて、一層嫌になってしまったという声も聞きました。

臨床医ですから保健師の患者さんも結構いたのです。でも誰も来なくなってしまった。よほど忙しかったのでしょう。でもそ

の電話対応でトリアージせざるを得ない、その苦しみを訴えてきた保健師もいます。電話で病状を判断して、入院か在宅か振り分けるとうのは、非常に苦しいだろうと思いますし、辛いことだなという風に思います。

こういう事態の中で、保健師はどうなっているのか、どうしても知りたいと思ったけれど、どこに電話してもなかなかつながらないので、ずっとネットで見ていました。そうしたら、「保健師の声」というのが出てきたのです。それは大阪府職労が毎週出していました。その中で一番感動したのは、コロナ対応の大変さがずっと書いてあるのですが、その中に「私たちは本来やるべく業務がやれない。その苦しみをわかってください」というのが載っていたのです。その代表の方に、私が主催している研究会で、Zoom で報告してもらいました。そして、大阪府職労中心とした保健師さんたちは、頑張って、頑張って、住民の声を集めて、ついに各保健所1名ずつ、保健師の増員を勝ち取っているのです。保健所の応援は、いろいろな自治体で組織されたと思いますが、増員を獲得したのは、多分大阪だけだと思いますね。まあその前にひどい知事によって、保健所は縮小をされているわけですけれども。

2　公衆衛生堤防論は実証　　されたが……是正無し

昔、公衆衛生堤防論というのがあって、何もない時は無用、邪魔なのだけれど、普段から手入れをして穴を塞いでおかないと、洪水になると潰れてしまう。非効率だ

けれど、いざという時のために整えておくのが公衆衛生だと、先輩の保健師は教えてくれました。

今所長先生がおっしゃったように、憲法25条までに言及した運動はそうないです。今、日本では「9条の会」というのがあり、改憲を押しとどめています。コロナが猖獗してみて私たちは「25条第2項を守れ」という会を、どうして作らないのだろうと反省しています。さらに悔しいことを言いますと、コロナの非常時にありながら、オリンピックはやったりするというのは、どういうことなのだろうと思います。常に憲法に立ち返らないと、やはり本質的なところで攻撃される、次にまた同じように苦労されるのでないかと、危惧します。

現在まで、公衆衛生の復権や保健所強化案の動きや声は国からも、国民からも上がってはいない。

3　コロナ禍が人の心に与えたもの

コロナが人の「心に与えたもの」「奪ったもの」については、（いろいろな人が話していますが）一番大変なのはグルーミングを奪ったということだと思います。お猿さんが仲間で蚤取りをする、あれをグルーミングと言うのですけども相手に近づいて蚤を取るのではなく、「毛繕い」をしあう、あれが猿の集団形成の基本的役割を果たしているわけです。

我々人間では、無駄話であったり、ちょいと一杯であったり、挨拶であったり……です。要するに、顔合わせてコミュニケーションを取ることが、どれだけ個人のある

いは集団の精神的な安定構造を作っているかということがあるわけですね。コロナはそれを全て奪ってしまったということです。しかたがない事態でしたが、これが続いては本当に人間社会が崩れざるを得ないような危機的な状況だと思います。

今でも私の病院も黙食ですが、黙食くらい異様な風景はないですね。食べ終わるとすぐマスクをかけてね。しょうがないと思うけど、極めて異常で、そういう風な毛繕い的なことが、日常的に長期間なくなると、人間関係とか集団の一体感とか全部壊れてしまう。個人個人が疲弊して疲れていく。これはもうコロナの前から起こっていたことですが、人が「集団行動を取る」ということ自体が壊れていく、危機的な状況をずっと感じるわけです。

これは、皆さん得意のネットとか zoom では見られないのですね。仕方がなくて、私の診療でも来ない人とは電話でやり取りするのですけども、それだけでは。やはりどうしても状態を掴めきれません。今回のこの「研究集会」が、生き生きしているのは、久し振りに、顔つき合わせた集会にしたからでしょうね。

いつもはバラバラな保健所が「感染症」では、事務方はじめ各職種が保健師も一体化していました。疲れたけど、連帯感とか一体感とか、感じられ、保健所職員としては良かった点もあったのではないかと思います。

その他で一番大きな被害を受けたのは、精神科の医者かもしれませんね。面と向かって診察できないわけですよね。今でもアクリル板とフェイスシールドつけて話し

ているのです。診察されている側は嫌ですよね。まるで拘置場の接見だよね。受診する患者さんは、つまらなさというかとても嫌な感じだと思います。

認知症は増えてきています。すぐ物を忘れたり、知っている人の名前が出てこなかったりする。人間の記憶は脳に全部しまってあるわけですが、それをうまく取り出せるかどうかというのは、訓練によるわけです。ある人とある集団、そこへ行って話しているうちに取り出せるというチャンネルもたくさんある。だから、今、1人1人が誰とも話さないで孤立してしまうと、喚語能力、言葉や名前を呼び出す能力を使わないですから、仮性認知症が増えたように見えます。

いま、家で仕事をする人が増えています、そういう方々の記銘、記憶力の低下はひどいです。鬱状態にもなりますし、精神的に不安定になる人も増えています。特に専業主婦や高齢者の様に外に出てず、家の中だけで過ごしている人ほど症状は悪化します。皆さんは忙しいけれど、外に出て働いているから大丈夫？　なのです。

私は、姉や妹、知人などでも、こういう状態になると絶対電話はかけませんね。電話かけると、2時間ぐらい喋られちゃう。そちらからかけてくださいと言います（笑）。こういう状態で、うちの中にいる時間の長い人というのは、非常に苦しいですよね。病院で、1日30人、40人に診察させられて疲れきっても、外に出ていた方が、精神衛生上いいですね。

それから、もう一つ私がどうしよう！と思っているのは、葬送の簡略化ですね。

老人施設に入ると面会もできない。そこで、病気になると家族は看病もできない、死んでしまうと、いきなり焼かれて骨で帰ってくるわけですね。肉親たちの感情処理の問題以上に、こういうことが一般化してしまうと、どういうことになるのだろうか？　と。葬式も簡略になって、人を呼ばなくてすんでよかったと言う話もあります。本当にそれでよいのだろうか。

皆さん、村八分という言葉は知っていると思います。葬式と火事（の際の消火活動）、この2つ以外は付き合わないことを村八分というのですよね。今は私の住んでいる横浜では村九分です。隣の人が死んでも1週間経ってもわからない。火事はさすがに、燃え移ってしまうから飛び出してきますけれど。

少し前には縁側文化というのがありました。ドアロックされても縁側から入ってきて、喋ってしまう。そういう時代ともまた違うでしょう。今、私は村九状態ですが、皆さんも都会のワンルームマンションで、オートロックのところは村九分ですよ。さらに職場でも話せなかったらどうなるのでしょうか。人間が人間らしく生きるための根本的なところが崩されている時代なのだなと思います。

4　個人的に困ったこと　良かったこと

私は朝5時に起きて、7時には職場に入っています。この蔵になって、コロナになったらすぐ死ぬなと思うから、電車がまだ空いているうちに出勤しているわけですよ。それから、どうしても動かなくなって

いるので、運動を確保するために、週2回テニスをやっています。テニスコートはマスクいらないのです。だって、あの広いコートに4人しか入ってないから。もう1つは、コートは、まっ平。転びません。年取ってラリーが続かないということもあります。しかし、それの費用を考えると大変です。

3番目は、引きこもっている人たちの対策をどうしたらいいかということですね。若い人達はなんでもネットで取り寄せしたりしていますよね。でも高齢者は、本当に孤立してしまう。買物に行ってもおしゃべりもできないわけでしょ。それで、認知症疑いで受診される患者さんが非常に増えてきました。それ以上に困っているのは、新しい仲間作りができる人が少なくなってしまいました。

私はこのままでは死ねないなと思いました。もっともっと大きなテーマ、地球温暖化や戦争の問題、その対策は全然進まない。

人間には他の動物には絶対ない、「言語を持っている」とか「知恵が高い」「通信手段」も持っている。しかし人間が他の動物と絶対に違うというところは「同属殺し」をするということです。それと「繁殖期がない」ことです。

それ以上に厳しく、人間の人間たる所以なのは「命の一回性」「時間の一回生」を知っていて生きているということ。「時間の一回性」というのは、今この時間は永遠に戻ってこない、「一期一会」ですよ。いつかは死ぬということはわかっているから、どうしても生きているうちに、なんかやりたくて、欲をかく。人間という進化した動物でも、どうしても生物学的に逃れない「定」

94

です。ここをコントロールする手段はなくて、CO$_2$問題や原子力発電では自縄自縛におちいっている。戦争をすれば、地球は破滅（核戦争になるので……）それが分かっていて争いをやめない。そんな猿の一匹として「もう少し生き残ってやろう」「もがいてみよう」と思っている。

フロアからの発言

東京都の状況

山科美絵（東京都・多摩立川保健所）

地域保健推進担当は、現在、4人で、多摩地区の保健所、本庁、島しょ地域を担当しています。私は本庁担当も兼ねているので、今日この場に立たせていただいております。

東京都では、この2年の間に増員して多くの新人保健師が入り、どこの職場もそうだと思いますが、保健所の状況はベテランと若手の2極化している状況です。

この話を受けて、コロナ対応の3年間を振り返ってみると、海外から持ち込まれた初期には、次々にいろんなことが起き、何がなんだかわからない中で、毎日電話が鳴りっぱなし。苦情を受け続けて、1ヶ月経っても2ヶ月経っても終わらないという状況が続きました。職員が倒れないように守るということを思いながら勤務し、「この体制をなんとかしてください」「人の増員をとにかくお願いします」ということを言い続けていたように思います。

保健所職員はこの3年、通常業務とコロナ対応の狭間でとても疲弊しました。保健師に関しては気持ちの吐き出しが必要と感じ、個別に声を掛けながらフォローしました。また、職員全体へのメンタルヘルス対策としては、外部の先生に来ていただいてメンタルヘルス講習会やグループワーク等をしてもらいました。さらに、東京都共済組合の相談員の派遣依頼をし、個別相談やリフレッシュ講座として、アロマテラピーやストレッチをする時間を確保しました。業務を継続してやっていくには、職員が元気でいることが大前提ですので、メンタルケアの体制整備は今後も必要と感じています。

皆様の話も聞いていて、やはり保健師は、住民の暮らしと命を守るというところで、本当は予防活動を展開していかなくてはならない。けれども、コロナ対策に関して言うと、モグラ叩きのように、早く終わって次にみたいな状態で、予防や地域作りがなかなかできないというジレンマが大きかったように思います。

また、保健所が医療を担わなくてはいけないということが、とても苦しく、違和感を覚えました。発生数が多くなってくると、

重点化せざるを得なかったのですが、本来それでいいのかと苦しい思いもしました。

一方、コロナ対応をすることで、新しいことの経験もできました。電子カルテ化や第一報をSMSで送る等のデジタル化がとても進みました。また、常勤以外の外部応援の活用です。会計年度任用職員や人材派遣の方が保健所へ入ってきて、疫学調査等をお願いしている状況です。入れる時期やオリエンテーション、調査の質の担保等、課題は山積みではありますが、人材確保は必須かと思います。

1番大きかったのは、通常業務がBCPで止まってしまったので、地区に出られない、市町村支援ができないということが続きました。新任期保健師の地区活動の経験が少なくなってしまい、コロナ対策を通しての育成しかできなかった。やはり、保健師は地域に出て、地域診断をしながら事業を回すということをしつつ、人材育成を丁寧にやっていかなくてはいけないと感じております。

江戸川区の状況

山崎明（東京・江戸川区）

コロナ禍でよかったことはなかったのか思い返していましたが、通常業務では会えなかった庁内の事務方がたくさん応援にきてくれたので、人脈は広がったかなと思います。それは、自分のこれからの公務員人生の糧にはなったかと思います。事務方の感覚もよくわかった。事務からすれば、専門職である保健師は、新人でもなんでも知っていると思われているとわかり、認識のギャップを感じました。

私は、2019年保健センターから保健所に異動したが、感染症のことも一から覚えなおす感じでしたが、周囲からそうはみていないと認識する必要と感じました。

墨田区の状況

梅原和恵（東京・墨田区）

墨田区は人口が約28万人、子どもが約35,000人、高齢者が約65,000人の区です。自電車で30分もあれば、周れるくらいの小さい平坦な地域です。今は35人くらいの保健師が各所で仕事をしています。私はこの6〜7年保健所を離れてしまって、今子ども児童相談の担当の方で4年目になります。その前は高齢の包括関係の部署に3年いました。

このコロナ禍になって、保健所の体制が整わないということで、どんどんルールが変わっていく中で、感染症の対応の部署だけではやっていけないということで、最初は保健部門の保健師が協力体制を作ってやり始めていましたが、2020年度当初からは、協力体制が広がり、全庁の保健師が対応するような兼務が引かれました。

墨田区は皆さんご存知かもしれませんが、よくテレビやマスコミに出る所長がいまして、墨田モデルとか言われました。ワクチンの集団接種の会場もすぐに整え、どんどんやり始めたし、全国的に「接種票が届かない」と報道される中でも、早目に区民の方に届けられたと思います。

しかし、その中でも実は保健師は1人も増えていません。保健師は全員兼務体制が

敷かれまして、予防課業務を行いました。その他委託や派遣職員などで人員を確保しながら、なんとか対応しているような状況でした。ただ、区民からは「すごくよくやっていてありがたい」ということを言われていましたが、保健師の話を聞くと「たいへん」「たいへん」とずっと言っていました。

私は6年前ぐらいから管理職なんですが、当初管理職は働かせてもらえないみたいな雰囲気があったんですが、そんなことないから働かせてほしいとお願いをして、2022年度からやっと兼務の発令をしてもらい、お手伝いをさせてもらっています。

保健衛生担当以外の保健師が応援に行って感じたことですが、調査の内容や支援など日毎にどんどんルールが変わっていって、ついていくのは難しい状況でした。「説明する時間がないから、マニュアルを読み込んでから来て」ととにかく自立して働いてと言われていましたので、追いつくように努力していましたが、ルール変更が激しく、感染症業務に携わってない保健師は保健師で、なんとか頑張ってやってきたなと感じているところです。

保健所長の強力なリーダーシップもあったのでしょうが、区長はじめ、とにかくコロナの応援体制を全庁でやるんだ、全職場から何人応援に出してという動員をかけた状況でした。全庁の職員が、保健所の業務を体験してもらったということで、保健所の職員と知り合いになったり、業務を理解がしてもらえるきっかけになったりしたことは良かったかなと思いました。

また庁内のチャットができるシステムを利用して、当番が「今日はこういうことや

りました」という報告書を作って、共有できるようにしました。土日対応や課長不在時、対応に迷う状況の時に、全員が共有してやり取りして、対応に当たることができるようになりました。

杉並区の状況

三浦いづみ（東京・杉並区）

私は、職員の勤務条件や安全衛生を労使で検討する労働安全委員会の委員をやっています。さらに以前から、高齢者のグループと繋がりがあって、その人たちからどういう実態になっているのか教えてほしいと言われて、保健所の状況を見ておりましたので、報告したいと思います。

杉並区のコロナ対策は、墨田区と違い、保健所長よりも区長の方がリーダーシップを取っていて、いいことも悪いこともありました。マスコミ的に目立つことをやりたいので、全国で1番初めに近いと思いますが、区内の総合病院4か所に、コロナの入院病床を確保しました。さらに、区の衛生検査所には、コロナの検査ができるように整備したり、巡回できるようにバスを購入しました。

しかし、ワクチン接種を保健師と歯科医師もやっていいと国の通知が出たときに、区の職員にもやらせると言われて、保健師は臨床経験ある人ばかりではないので、話は紛糾しましたが、そうこうしているうちに感染者が急増し、やれなくなってしまいました。

保健センターは保健所の中にあって、センターの講堂や大きい会議室はワクチンの

倉庫や感染症対応の職員の部屋になってしまい、とられたままです。

保健師は、はじめセンターの職員も応援で行っていましたが、すぐに派遣会社に依頼して、事務と看護師が大量に来ました。先ずは受診相談、そのうち疫学調査も、ほぼ看護師さんにやってもらっているような感じで、ここ半年ぐらいは、保健センターの方から応援には出ておりません。慣れてくれば、看護師でもできるのでしょうが、本当にマニュアルに沿ってやっているような感じで、きちんとフォローできているのかというのは、心配なところではあります。

電話回線も今80回線ぐらいあるのですけど、それでも多い時には溢れてきて、保健センターでも対応してくれとなり、健康観察や相談を保健センターの電話からやっ

たことがありました。そしたら、子どもの保護者の方から、「保健センターにいくら電話しても繋がりませんでした」と言われたこともあり、大変な時代だったかなと思っています。

保健師は、現在もまだ全員予防課と兼務になっています。最初兼務ではなかったので、予防課に応援に行った保健師が土日も勤務したり、保健所から保健センターに戻ってきたりしてセンターの仕事をやっても超勤になるわけではありませんでした。もちろん職員の健康管理のために残業はなくやってほしいというのもあるんですけど、それがなかなかうまくいかないので、今は兼務になっています。保健師は若干増えていますが、5類になったらまた減されるのではないかと心配しています。

【レポート1】

保健師、保健所職員の命を守れ
～「保健師、職員増やしてキャンペーン」と「いのち守る 33 キャンペーン」～

大阪府関係職員労働組合（大阪府職労）　**小松康則**

1　はじめに

今回このキャンペーンを通して現場の保健師一緒に闘いました。現場の仲間と同じ「公衆衛生を守りたい」という思いでやってきました。前半は大阪府政がやったこと、後半はコミュニティオーガナイジングを学んだものとして取り組んだ「保健師、職員増やしてキャンペーン」と「いのち守る 33 キャンペーン」についてお話しします。

2　大阪府政について

まず、今の大阪府政がどうなっているのかということです。2008 年の橋本府政からかなり変わりました。その後十数年維新府政が続いています。吉村知事になり、大阪では毎日 TV に出ていました。実際働いていても「組織の空気が変わった」と感じます。これまではみんなで話し合って決めてきたものがトップダウンで決められるようになり、物が言えなくなった。そういう組織、仕組みに変えられた。

大阪府と大阪市でほぼ同時に三つの条例

が作られました。職員基本条例、労使関係条例、政治活動制限条例です。職員基本条例には「大阪がこれからの都市間競争を勝ち抜く」「活力と魅力があふれ府民が安心して暮らすことができる地域となるには、新たな地域経営モデルが必要である」と書かれていますが、府民のために何をするかは書かれていません。内容は、徹底した職員数管理で、5 年ごとの削減目標が書かれています。そして相対評価制度で毎年 15％が下位評価にしなければいけない。職務命令は絶対です。コロナ対応で現場は皆で頑張っていても、その中で必ず 15％の人に低い評価をつけるのです。

労使関係条例では「管理運営事項」を労使交渉の対象外としました。大阪府の施策や業務の進め方は交渉対象から外れました。府民のためにこういう施策を作れとか職員を増やせとは言えないわけです。残業を減らせとは言えます。少しずつ物が言えなくなり、府民から距離を置かれるようになりました。

3 大阪の保健所機能の低下

1994年に保健所法廃止、地域保健法改正があり、保健所数が大幅に削減されました。当時、大阪市には22の保健所と7つの支所があり、だいたいの町には保健所がある状況でした。2000年に7保健所が支所に「格下げ」され、この時職員40人も削減されました。保健師業務は地区分担制から業務分担制となり、保健師が地域から遠ざけられました。2004年には格下げされた7つの支所も含めすべての14支所が廃止され、職員50人が削減されました。中核市移行によって6保健所が市へ移管され、大阪府は9保健所となり、府職員数も削減されました。2000年には大阪府内に61保健所あったのに、2020年には18保健所です。これが削減されていなければ、第6波以降コロナ死者数全国ワースト1という大阪の状況は、もう少し変わっていたのではないかと思っています。

正直に言って、大阪のコロナ対策は失敗だったと僕は思っています。知事は毎日テレビに出てアピールはしていましたが、思い付きやスピード感ばかりが重視されていました。現場の保健師の皆さんは、「このままでは救える命が救えなくなる」と危惧をしていました。ネットから取ってきた1月26日現在のコロナ死者数の累計をみると、全国66,707人のうち大阪7,871人で、全国の1割以上です。昨日見たら、8,283人でした。人口100万人あたりで見ると、全国的にも突出していることが分かります。東京都の約1.7倍です。吉村知事は「高齢者施設が多いから仕方がない」と言っていましたが、第4波の時から、保健師は「高齢者施設のクラスターが多い。在宅でなくなっている高齢者が多い」と声をあげていたのです。声を上げていたのに聞いてこなかったのです。労働組合も改善の「要請」を出していました。交渉事項にはならないので言いっぱなしでしたが。入院できなくてもホテルを充実させて入れるようにすること、特に高齢者や障害者、外国人も療養できる体制にすること。そして高齢者施設への対策を強化すること。こういった現場の声に耳を傾けていれば、もう少し状況は改善していたはずです。

保健所削減の話をすると、「保健所を減らしたのは維新前の知事が決めたこと」と言われます。では維新府政はこの15年間何をしていたのか。2008年新型インフルエンザ対策で保健所を充実する必要性がいわれていたのに、府職員数全体を減らしました。全部の部署で例外なしです。保健所も対象でした。全保健所の職員は毎年減らされています。橋下徹元知事もツイッターで「大阪府知事時代、大阪市長時代に徹底的な改革を断行し、現場を疲弊させているとことがある……」と言っているくらいですから、まぎれもない事実です。

4 職員の労働状況

過労死ラインといわれる超過勤務月80時間または100時間以上の職員の数ですが、時間外勤務が月80時間超えが87人、100時間超えが51人で、保健所職員500人のうち2割以上が過労死ラインを超え

ることになります。２月の平均は月55時間。子育て中の方など全く残業ができない方も含めての平均ですから、どれだけ働かせているのかという時間です。３年間で月100時間越えの超勤をした人は2021年度で延858人、1,617,009時間。月248時間、年間1692時間も超勤をした人もいます。

大阪府庁全体で保健所の応援に入っていましたから、他部署の職員は保健所の応援に行った後に自分の仕事をしていた。いつ誰が死んでも仕方のないような状況が３年間続いています。保健所職員の残業時間は申請数のみでしか把握できないので、実際はもっと多いと思います。

保健所からは「もう限界」「辞めたい」「眠りたい」「ちょっとなら頑張れるが乗り越えられない」という声が出ていました。でも"公務員は少ないほうが良い"という世論の中、多くの職員はバッシングを恐れ、声を上げることもできませんでした。吉村知事は目の下に隈を作って連日マスコミに出ていて、一時は「＃吉村寝ろ」なんていうハッシュタグも出ていましたが、寝ていないのは保健師のほうです。府議会は維新の会が過半数を占め、人気があります。そんな中、私たちが声を上げても届かないと思っていました。

5　ゴールを明確にして立てた戦略

そこで仲間と一緒にキャンペーンを考えました。先ずは何をゴールにするか。半年から１年半で変化を起こすことができるもの、当事者が置かれている状況を改善できるもの、力を合わせることのできるもの、

あきらめが希望に変るものがゴールです。そこで"各保健所に保健師と行政職員を一人ずつ増やす"をゴールにあげました。理想や希望ではありません。次に仮説を考えました。どうすれば変えられるか組合員に説明できるものを考えました。これまで人を増やせと何度も声を上げていましたが、ずっと減らされてきたからです。これまでは健康部長達のほうが、力が強かった。職員を増やす気なんて全くなかったのです。吉村知事は「保健師を増やしたら、コロナの後は座らせておくのか」と発言していました。しかし、私たちには仲間のネットワークがあります。特技を持っている人もいます。関係団体とのつながりがあります。これを使って府民に発信することができます。府民の気持ちやマスコミを私たちのほうに傾けていける"保健師・保健所職員増やしてキャンペーン"を始めました。

先ず、2020年８月にコアチームを立ち上げて、10月に９つの保健所をつないでランチタイム集会をしました。役員がWi-Fiを持って駆け回り、昼休みにオンラインで15分つなぎました。オンライン署名のスタートを説明し、「久しぶりに会えた」「何で保健師をやっているのか」などの気持ちの共有もできました。12月には署名提出のプレイベントをしました。難病の患者会や断酒会など支援団体の方にも出席していただき、住民の側から保健所が大事だとご発言いただきました。2021年１月に署名の提出と記者会見をしました。これはニュースや新聞で報道されました。当初、現場の保健師はそこに出るのは嫌だと言っていましたが、勇気を振り絞って参加

してくれました。その時の会見での発言です。

「現場の職員は本当に限界なんですけれど、一番しんどいのは府民の方を待たせること。どうかみんなの思いをわかっていただきたい。」2021年1月15日、保健師と保健所職員の増員を求める約6万筆の署名が大阪府と厚生労働省に提出された。「61,143人分よろしくお願いします。」慢性的な人員不足とコロナ禍で疲弊した保健所の窮状を大阪府の保健師と関係職員が訴えた。(小松康則大阪府職労執行委員長)「本当に現場はいまひっ迫をしていて、そこで働く職員は疲弊を仕切っています。」感染症拡大と自殺者数増加を受けて、保健所の機能強化がかつてないほど求められている。(精神保健福祉相談員)「経済的困窮で『コロナに負けました』って遺書まで書かれて。本当なら公衆衛生というところで予防してあげたいけれど、そこに力を割けない。」(保健師)「現場の職員は限界なんですけれども、一番しんどいのは府民の方に待たせたり、調査をしたりして話を聞くことができないことがすごく一番つらくて、どうか……、みんなの思いをわかっていただいて……。」「このままでは業務がパンクして、救える命も救えない状況となってしまう。私たちの願いは、保健師と保健所職員を増やしてほしい。」(プラカード:保健所の仕事に不要不急なものはない)(プラカード:命に優先順位をつける仕事はしたくない)保健所の窮状の原因は長年にわたる人員削減。「これまで平常時には公務員はより少ないほうが良いんだということで、極限まで職員の削減がすすめられてきました。」全国の保健所の数は1991年から2018年の間、45%が削減。大阪府の保健所は20年間で3分の1に削減された。(植村亜由保健師)「私たちは日々不全漢や葛藤を抱えながら、疲弊する身体と脳にむち打って過ごしています。先日コロナ陽性となった30代の男性にホテル療養をご案内しました。『わかりました』と言ったその方が急に気づいたように、『ホテルは足りているのですか。僕よりも状況の悪い方や同居家族がいたら、その方を先にしてもらったほうが。僕は少し良くなったし一人暮らしですし』と言われました。府民の方お一人お一人を大切にできるような仕事をしていきたいです。」総務省は保健師増員の方針を明らかにしたが、吉村洋文大阪府知事は「簡単に人員も強化できない」と署名提出の同日に発言。1月21日吉村知事は感染拡大を食い止めるため「スマホ管理センター」を開設。受検者の状況確認や陽性者対応が増えることで、保健所の業務量は増加する見込み。一刻も早い保健師と保健所職員の増員が求められる。

このキャンペーンを通じて、大きな力を得たと思います。私も堂々としゃべっていたように見えますが、メチャメチャ緊張し

ました。本当に何をされるかわからないですから。声を上げることに不安や抵抗感があり、たまらない恐怖感がありました。でもそれを乗り越えられたのは、私たちが孤立することなく、みんなが後押しをしてもらったからです。

　一昨年３月に各保健所に保健師が１人ずつ増員になりました。事務職員は増えませんでしたけど。そのあとに第４波、第５波がきたので少しはましだったと思います。キャンペーンに参加した保健師からは「声を上げれば変わる」「公務員だからと諦めなくていいんだ」という声が上がるようになりました。

6　労基法第36条の協定は何のために

　保健師の超過勤務の状況がひどかったので、「これって労基法違反じゃないのか」という声があがってきたのです。超過勤務は各保健所長と36協定を締結して行っています。しかしコロナ業務はすべて対象外勤務とされ、上限規制がないのです。災害だから仕方がないといつまで働かせられ続けるのか、この状況を労働基準監督署に訴えたいと。

　そこで、2021年12月３日に大阪労働局への要請行動をしました。248人分のアンケートを実施、これは職員の６割の人が参加しました。136人分のひとことカード、これは３割が参加しました。実際の要請には９人の保健師、職員が参加しました。そのうち役員ではない組合員も３名参加してくれて、そのうち２人は若手でした。怖かったと思いますよ、何されるかわかりま

せんから。でも涙ながらに全員が気持ちを伝え、記者会見もしました。労働局長は「労働基準法は民間を対象にしたもの」という冷たい対応で、「公務員の働き方は総務省が中心に対応すべきもの」と苦々しく言っていました。しかし、その後大阪府にヒヤリングをしたそうです。翌2022年３月、各保健所に保健師２名、行政職員１名ずつ増員になり、ゴールが達成できました。でも、それでよかったで終わったわけではなかったのです。

7　いのちを守る33キャンペーン

　労働基準法は１日８時間労働、週40時間勤務と決められています。残業や休日出勤をさせる場合には36条に基づいて36協定を結び、協定の範囲内でさせてよいことになっています。ただしコロナ業務は対象外なのです。私たちは府民の命を守るために頑張っているけれど、私たちのことはいったい誰が守ってくれるのか、何のための労働基準法なのか、このままでは私たちの命が守れないと思ったのです。それで『いのち守る33キャンペーン』を始めたのです。大阪の保健師だけでなく自治体全体にかかわる問題であり、「大阪府の保健師、保健所職員増やしてキャンペーン」を発展させ、京都府や京都市の労働組合の仲間といっしょに声をあげることにしました。災害対応や児童相談所の問題などで一緒に活動したことがあったからです。

　いのち守る33キャンペーンでは二つのゴールを決めました。一つ目は、厚生労働省に労基法33条にもとづく時間外勤務に

上限規制を設定させること。「臨時」が三年間も続くのはあり得ない、働かせられつづけて公務員は死んでもいいのかという問題です。二つ目は、総務省に自治体職員増員のための財政措置をさせるということです。このゴールに向かって署名活動などをしていきました。タイムラインで説明していくと、2022年7月に国会議員に電話をしまくって、10人くらいに会うことができました。立憲民主党の川田龍平議員は、最初は「10分だけなら」と言っていましたが、話をもっと聞かせてくれと結局1時間きいてくれました。各政党への公開質問状もだしました。労基法の学習会や大阪・京都府・京都市の保健師・職員をつないだオンラインミーティング、SNS集会などもしました。11月の署名提出アクションでは厚生労働副大臣、総務副大臣に41,998人分の署名を提出しました。その時は大阪、京都以外の自治体もあわせ、職員24人が参加しました。そのあとも署名は増え、最終的には42万筆以上が集まりました。11月2日の署名提出の時の様子がこちらです。

「私の住む京都府福知山市も度重なる水害に見舞われています。そうした状況が発生すれば、市民が困っている状況を何とか打開したい、そんな気持ちで働きました。私の職場でも、自分のアパートが浸水しながら被災者の方の救助に向かった消防士がいました。親と同居している家が浸水しながらも被災した保育園の復旧に汗を流す保育士がいました。2年連続で家が床上浸水しながらも家の片付けはほどほどに災害復旧した職員もいました。」

「毎日保健師が携帯電話を持ち帰って、夜間に電話が来れば対応します。休日の電話当番は朝の9時から翌日の9時までの24時間です。休日でも電話を持って帰っているときは常に気を張って過ごさねばならなくて、休んだ気はしません。そして電話当番の次の日に休めるっていうこともありません。翌日が平日であれば出勤となります。代休もありません。なぜなら電話当番をした時間だけが時間外勤務扱いとなっているからです。」

「その日誰を入院させるのか、波のピークが来ているときはそういう調整をして下さるコントロールセンターがあるんですけれども、『今日はベッド一つ』と言われます。でも40℃とかの熱が続いている高齢の方が3人いて、もう何としても入れてもらわなければならない。交渉しても『1つって言ってるだろ、わかんないの？』と。電話で体調を聞き取って、どの型を入院させるか自分で決めます。入院できないと伝えた家族には『死んだら責任とれるんやな』『名前を言え』『わかってるんやな』『会いに行くぞ』そういったことも言われて。『電話対応はもうできない』と言って、電話が鳴っただけで頭痛がしたり過呼吸を起こしてしまう職員もいます。当時私の上司も突然休職をして、今でもまだ残業とかに制限がついているような状態です。辞めてしまった職員もいます。」

「全国の保健所は地域保健法による縮小や統合によって住民の身近な存在から遠ざけられたのに、いきなり"あの日"からコロナの最前線に立たされ、保健師はトイレは我慢、ご飯は5分。感染者やその家族、クラスターが発生した施設に疫学調査を行い、防護服を着て患者搬送をしていました。防護服を着るとトイレに行けないので朝から水分制限。そのために脱水や熱中症、頭痛に見舞われても、保健師数は限られているので体調が悪いなどと声を上げることができず、我慢を強いられました。」

「本来の研修はすべて省略で、もう入職初日から保健所に配属されました。その時はもう第4波の真っ只中で保健所は戦場で、周りの先輩全員電話対応中で他に鳴っている電話を取れる職員もいなくて、コール音がずっとひっきりなしに鳴っていてとりあえず電話を取らなきゃと取ったら、ものすごい剣幕で『お前何で電話とらへんねん。鳴ってるのわかってるやろ』っていうふうに怒られたのが一番初めの電話対応だったのですごく覚えています。それからは朝出勤してお昼食べる時間もなく、気づいたら電車がなくなっていて、タクシーで帰って、それが6日連続で続けてあって。月の休みが3日ぐらいしかないこともありました。私は独り身で実家暮らしでもないので、帰ってきて心配してくれる人もいないですし、家族や友人に相談する時間も気力もなくて、会うのも自粛し

なければならない。そんな毎日だったので生きてるほうがしんどいなと思って、マンションのベランダに足をかけたこともありました。それでも保健師を続けてきたのは、『助けてほしい』『コロナがすごい心配で不安だ』、そういう声を毎日聞いていて。介護とか育児とかもある中、自分を犠牲にしながら走り続けている先輩を見ると、私も頑張らなきゃいけないって。」

日本共産党：倉林明子参議院議員「本当に大変な現場からですね、こうやってよく出てきていただきました。そしてその声がですね、必ず政治も動かしていく。」

日本共産党：宮本たけし衆議院議員「この労働基準法第33条によって臨時が3年間も続いている。こんなことが許されるわけないですから。」

社会民主党：福島みずほ参議院議員「みなさん達は来られて、現場の声を聴かせていただきました。その後も超党派で取り組んだり、あと倉林さんが頑張ってくださって政務官にオンラインでみんなで要望をする、発言する機会もこれまでありました。」

れいわ新選組：大石あきこ衆議院議員「あらためて皆さんのお声を聴いて、自分自身も現場で働いているときに保健所の職員全然増やしてないし、児相のこととか、組合が訴えているのにそれを無視していくということに怒りを覚える。」

立憲民主党：川田龍平参議院議員「超党派でやっているこの活動ですね、

何とかこの状況を変えていかれるよう
にと思っております。みなさん方とと
もにこれからも頑張ってやっていきた
いと思いますので、何なりと遠慮なく
言っていただいて、国会議員をぜひ
使っていただいて仕事をさせていただ
ければと思います。」

署名提出アクションでは厚生労働副大
臣、総務副大臣に直接会って 41,998 人分
の署名を提出しました。署名は最終的には
42 万筆以上になりました。総務省は一昨
年、保健所の感染症対応の保健師を 2 年間
かけて約 900 名増やし、これまでの約 1.5
倍の約 2700 名の増員するために必要な財
政措置を講ずると言っていましたが、全然
足りないんです。増員だけでなく超勤時間
の規制もさせていく。コロナが終わればま
た忘れ去られるのではないかという不安も
あるので、平時に戻っても運動は続けたい
と思います。大阪では経済成長を止めるな
という声が多いです。しかし憲法 25 条の
精神に立ち返り、公衆衛生の向上、福祉の
増進、社会保障の充実こそが必要です。そ
のために現場の労働者とともに成長できま
す。戦略を立てて声をあげることで、世論
が動き、勇気と希望を感じることができま
す。トップダウンの運動ではダメなので
す。当事者を中心にしたキャンペーンが大
切で、当事者が希望をつかむことができる

ことが大切なのです。今回は若い人が参加
してくれたことがうれしかったです。

8　おわりに

コロナ禍の大阪府がやってきたのは外部
委託、派遣労働者の雇い入ればかりでした。
厚生労働省も同じです。外部委託や派遣労
働は頭数が増えるので一時的な対応としと
てはよいが、最後は常勤職員が対応するこ
とになります。一時的に増えた人にノウハ
ウや知識、技術は蓄積しません。公衆衛生
や自治体の仕事は一朝一夕、その場しのぎ、
付け焼刃では対応できません。公衆衛生の
成果は 10 年先を見通した対応が必要にな
ります。今すぐだけではなく、10 年後を
見通した対策をやっていかなければいけな
いのです。

最後に本の紹介をします。皆さんの声を
集め、キャンペーンの進め方をまとめた「コ
ロナ対応最前線　仕方ないからあきらめな
いへ」という本です。今回のキャンペーン
の取り組みの中で一番うれしかったのは、
「小松さんはいつでも保健師になれます」
と言われたことです。もちろんなれないん
ですけれど、皆さんの一員になれた気がし
たのです。これからも現場で困難に取り組
んでいる人と一緒に取り組みたいです。ご
清聴ありがとうございました。

【レポート2】

自治体としてのコロナ渦対応と保健所及び保健師の勤務改善の取り組み

江東区職員労働組合執行委員長・保健師　**山本民子**

1　住民のいのちと健康を衛る

私は保健所勤務ではありません。江東区の感染症対応は、以前は四か所の保健相談所で行っていましたが、現在は保健所の保健予防課で行っています。私は、感染症対応を保健所に一本化するときに大反対した一人です。

保健師の仕事は、公衆衛生の担い手として住民のいのちと健康を衛ることです。ご存じのとおり、保健所は縮小と削減が進んでいます。東京の特別区では1区1保健所となり、1991年から2022年では53から23に減りました。大阪府の保健所は22から9になりました。保健所が減るということは保健師の定員が減るということであり、保健師学生の実習受け入れも減ることになり、保健師養成人数の縮小によって保健師のなり手がいないということになり、募集しても応募がないということにつながります。今年の特別区の保健師の採用試験の競争率は1.8倍でした。合格しても辞退する人もいます。会計年度任用職員も募集していますが、応募がないこともあり

ます。正規職員ではなくても週4日、週20時間勤務だと保険に加入できるので、40歳以上の人が転職して応募してくることもあります。

奈良医大のグループの分析があります。人口当たりの保健師数が多い自治体ほどコロナに感染する人の割合が低いという内容です。大阪府をみるとよくわかります。

2　健康づくりは平和だからこそ

保健師が行っている健康づくりの活動は平和だからこそできます。その保健師が「死ぬか、辞めるか」の瀬戸際に立たされました。急にコロナ対策の前面に立たされた保健所職員は、すべてに行き詰りました。「人の人生を左右する仕事には就きたくない」と、退職した保健師のなんと多いことか。一番しんどかったのはいのちのトリアージです。SpO_2が90以下じゃないと入院できないような状況の時、家で過ごしてもらうことを常勤保健師が説得しなければいけない。派遣のコールセンター業務の人はそういう仕事はやらない。何とか医師に状況を伝えてこの人を入院させられるようにし

なきゃいけない。このまま家で亡くなってしまったらと、私たちは『死』に対して恐怖がありました。でも本当は、本人とその家族のほうが恐怖だったと思います。使っていた携帯の電話代が月10万円を超え、予算がないからこれ以上使うなと言われたこともありました。電話での疫学調査の時間が長すぎると言われ、入所できるホテル療養先もなく、30分で調査と判断と説得して切らなければいけない、そんな状態もありました。結核患者さんの支援なら治癒とか治療完了まで経過を追えますが、コロナ患者さんは追えない。その人が入院後どうなったのか、死んでしまったかもわからない。

　派遣は時間で、事務職員はある程度までやったら帰ってしまう。抜けはないか、急いで対応しなければいけない人はいないかと、最後まで責任をもってカルテを確認していたのは保健師の係長でした。大阪では夜間の救急対応は保健師が携帯電話を持って帰っておこなっているということでしたが、江東区では管理職の医師がやっていました。予防課長は夜中に何本もの電話対応をして日中居眠りしていて、若手の保健師に「寝ないでください」と声をかけられていたのも見ました。

3　職員の勤務実態（第1〜3波）

　次は職員の勤務実態です。第1〜3波の時の感染症担当の保健師です。この係長は1年間で756時間の超過勤務でした。定年退職の年でしたが、もう再任用までして働きたくないと辞めました。でもそのあと、

後輩保健師のことを心配して会計年度任用職員として戻ってきてくれました。実際はこれ以上働いていると思います。この表は職員課が出してきたものなので、超過勤務は申請しないと数に出てこない。超過勤務を申請することすら時間が惜しい、早く帰りたいという人が多くいました。次の表は1〜3波の時の応援に行った保健相談所の保健師です。若手や子育て中の保健師には負担をかけまいと、係長が多く応援に行っていました。患者数の波が高い時だけ応援に行くような形になりましたが、応援に行っているときも通常業務はそのままあります。自分の職場に戻っても残業です。月に45時間超えの36協定の特例条項に当てはまる人も複数いて、月80時間超えの人は産業医面接の対象となるのですが、面接しても改善されないし面倒だと受けない人もいました。

4　職員の勤務実態（第4〜6波）

　同じ保健所勤務でも、事務職員は割り切れるのか、発生届が山積みになっていても、今日はここまでと帰ってしまう。でも保健師は違う。気になって帰れないんです。連絡取らなければいけない人を漏らしていないかなとか、重症の人を見落としていないかなとか見ないと不安になる。第4〜6波の頃は応援の保健師も感染症担当の保健師も同じくらい働いていた。

5　保健師達のこころとからだ

　応援の保健師間で共有する日誌を書いて

いたのですが、ある時期から感想欄には若手の保健師が文句タラタラ書いていました。保健師たちのこころとからだにも大きな負担がかかりました。頭痛、めまい、肩こり、不眠、イライラ、過度の緊張などです。保健師たるものコロナに罹ってはいけない、うつしてはいけないとピリピリしていました。

6　家族のこころとからだ

家族のこころとからだにも影響がありました。応援には子育て世代の保健師も行きましたので、子どもたちにも影響があったと聞いています。保健師の夫や妻たちにも同じです。パートナーが感染症担当の保健師だった保健師は、家事や育児のすべてを担当し疲弊しきっていました。

7　応援者と受援者のこころのすれ違い

応援に行った4年目くらいまでの新任期保健師は、当初は電話で「ありがとう」と区民から言われたりしてやりがいを感じていたようですが、検査や入院できないことへのクレーム対応が多くなってくると、もう応援に行きたくないと言うようになりました。こだわりの強い保健師は、一人10件は疫学調査をやってと言われたら、夜10時までやっていました。具合の悪い方に夜のそんな時間に電話をかけてもおかしいと感じなくなっていたのです。

勤務時間後の超勤時間帯の応援の有無は、発生届の数によって「今日は応援お願い」とか「今日は要りません」などFAX

などで連絡がきます。応援に行く保健師は保健所に行くのにタクシー代も出ず、時間をかけてバスや電車で行っていました。応援に行ってもみんな電話していて、誰にも聞けない。自分の担当する仕事とのダブルワークですから、応援に行かなくてよいとなっても自分の地区活動のために残業です。私たちの活動の基本は地区活動なのに、中途半端にしかできないという思いもありました。保健所長は保健所保健予防課、感染症のことしか頭になく、保健相談所は使い捨てとしか考えていないのではないかと感じました。

応援を受ける側の保健師は、土日もなく、代休も夏休みもなかなか取れない状況。夏休みについてはオリンピックもあったので、江東区は取得できる期間を5～11月と延長させていました。それで何とかという感じです。患者数が増えれば応援が来るのが前提で、とにかく人手が欲しい。患者数がピークダウンした頃には、応援の保健師は「こんな時こそ、これまでの振り返りや次の波の対策を考えろ」と言ってくる。応援保健師はベテランも多かったから、あしたほうがいいとかそれはおかしいとか要求や文句ばかり言ってくる。区全体の対応に振り回され、個別が見えない。疫学調査は応援保健師や派遣の看護職に任せているので、この患者がその後元気で退院したのか、後遺症を引きづっているのか、死亡したのか等は見えないのです。

コロナ応援に行けない保健師たちもいました。育児中の人や家族や主治医（精神科）から止められている場合などです。「応援に行けなくてすみません」といつも言って

いたので、「あなたたちが相談所内の仕事を担当してくれているから私たちは保健所に応援に行ける」と伝えていましたが、「私は影の人なんですか」と疎外感があったようです。

東京都の公衆衛生医師は70名の欠員です。圧倒的に不足しています。何とか医師を集めようと、若い独身の医師用に借り上げ住宅を4人分確保したりしています。大阪と違って、江東区では夜間のコロナの緊急電話対応は保健所長と保健予防課長の2名の医師がしていました。

保健師の本音は「もう、いやだ」です。でも仕事を目の前にして言えないし、産業医に訴えても改善命令も出さないし、信じられない。

8　36協定

超過勤務は36協定では月45時間を超えてはいけないのですが、超える場合は特別条項を結ばないといけない。当局は月45時間を超える前に労働組合に言わなくてはいけないけど、やらない。2023年度は、36協定は締結しても特別条項は締結しないと保健衛生支部は決めました。区職労の副区長交渉時に保健師も参加して、人員増や産休や病休代替の職員配置を要求しています。私はコロナ対応での保健所の窮状をマスコミから取材を受け、東京新聞に載りました。江東区ではマスコミ対応は管理職が行うことになっているため管理規定に引っ掛かり、処分対象にもなりえます。勤務時間中に呼び出され、10対1で追及されました。労働組合として取材に応じた

だけだと答えて退席しましたが、ビビリました。言いたいことが言えるのも、労働組合があるからです。労基法33条3項では、公務のために臨時の必要がある場合においては、労働時間の上限なく働かせることができるようになります。ただし、その場合でも使用者には安全配慮義務があります。保健師の安全配慮義務はだれが負うのでしょうか。区長でしょうか、所属長でしょうか。

9　いつまで続くダブルワーク

現在、会計年度任用職員の採用と人材派遣の導入で保健所への応援業務はなくなっています。これまで認めていなかった事務職員の人材派遣も認め、大量に入っています。コロナ対応はまだ終わりが見えません。この間、コロナの疫学調査は調査内容が簡略化され、単なる病状調査になり、保健師以外の保健所職員が行うこともありました。疫学調査積み残しゼロの業務命令のなかで、保健師は調査に時間ばかりかかって「保健師なんていらない」と言う管理職もいました。だから人材派遣も仕方ないのでしょうか。他区では脳卒中を発症し、復帰できない保健師もいると聞いています。私たち保健師を使い捨てにしないでと言いたいです。既に保健師たちが壊れ始めています。

「有事に備えたら平時に人が余る」（松井大阪市長）とか、「（コロナが）減ったら何もやることがなくなってずっと座っているんですか？」（吉村大阪府知事）、「医療提供体制がすぐに逼迫し死者がバタバタ出る

みたいなことはないと現状で思っている。いたずらに不安を煽るようなことをしていただきたくない。」（R3.7.27 東京都福祉保健局吉村憲彦局長）

　なんてことを言われます。私は労働組合の委員長なので年2回副区長に直接話ができます。毎回コロナのことを言っています。人をつけろ、36協定守れと。特区連、特別区の職員労働組合連合会の第5ブロックの議長もしているので、集会などでみんなの前で話す機会もあります。超過勤務の実態や給料の安さ、コロナのことを話し、みんなに知ってもらいたいと思って話しています。

　そうはいっても学生実習では保健所や保健師に対してマイナスのイメージは持たせないように、学生を持ち上げながらやっています。去年6人の実習生を受け入れましたが、保健師志望者は2人だけでガックリしました。こんな中でも新任期保健師も含め、次世代の人材育成はしっかりやっていきたいと思っています。

【講義】

過重労働をなくし健康で人間らしく働くために
～労働時間短縮と職場の労働衛生～

社会医学研究センター　**佐々木昭三**

はじめに

　二つの報告とグループワークに参加を通して、皆さんがどんな思いで働いてきたかを聞きました。更に皆さんと改善に向けて努力をしていかなければと思いました。ご存じの通り、この間保健所は半分に減らされました。保健所が減らず、公衆衛生の砦として保健所店・保健師が本来の活動をやれていたら、これほどの被害にはならなかったと思います。

　働くうえで、特に労働時間の短縮は大切で、いのちと健康を守ることは大事です。安全が守られ心身の健康も守られるという労働者としての権利と雇用者の安全配慮義務・健康保持責任をしっかり守らせることが重要です。

　皆さんは保健師であると同時に自治体職員です。自治体は本来、住民の福祉のためにあるものです。皆さんは公衆衛生の担い手です。憲法25条第1項で、すべて国民は、健康で文化的な最低限度の生活を営む権利を有するとあり、国民には平和的生存権があります。

　国や自治体の役割は、社会福祉、社会保障及び公衆衛生の向上及び増進です。住民の衛生、衛生の意味は生きることいのちと健康をまもることです。主権者である国民がいのちを守る、心身の健康を守る、生活を守る、これが衛生の意味に含まれます。つまり、「住民のいのちと健康を守る」これが公衆衛生です。その公衆衛生の担い手である皆さんの心身の健康を守れないなんてあってはならないのです。皆さんの健康が守れなくていい仕事ができるのかといったら、できないです。

1　健康で人間らしく働くための労働安全衛生

　労働者保護の基本法として、労働基準法と労働安全衛生法があります。この労基法・労安法はすべての労働者に適用されます。働くことで安全が確保される、働くことで衛生が守られる。衛生とはいのちと心身の健康と生活を守ることです。働く人にとっては権利であり、当局にとっては責任と義務なのです。安全配慮義務と健康保持責任です。違反したら罰則があります。

　そのために当局・事業者の責務は労働安

全衛生法に基づく労働安全衛生管理です。そのため労働安全衛生体制をしっかりしなければなりません。働くことで心身の健康は保たれなければなりません。そこで職場の中で労働安全衛生活動をしていくことが必要で、その担い手である衛生管理者・衛生推進者を配置しなければなりません。保健師の中にも衛生管理者として働いている人もいると思います。職場のいのちを守る役割です。産業医も配置しなければなりません。適切な勧告や助言援助をしなければならないのです。

2　安全衛生委員会について

そこで大事なのは、労働者自らが参加する安全衛生委員会です。メンバーの半数は労働者の参加が義務付けられています。労働者の過半数で組織する労働組合の推薦に基づき指名することになっています。全体の取りまとめが議長です。安全衛生管理の予算執行権限と人事権を持っている事業の管理責任のある人がなります。そして、安全衛生委員会が実際に職場でいのちと健康を守れることが機能しているかが問題になります。そのためには職場の働く人が実際に声を上げていくことが必要なのです。

3　労働者のいのちと
　　健康を守る労働組合

職場で大きな役割を果たすのは労働組合です。憲法28条には「勤労者の団結する権利及び団体交渉その他の団体行動をする権利は、これを保障する」とあり、使用者と対等な立場でやっていけるよう、団結権、団体交渉権、団体行動権の労働基本権が認められています。労働組合が職場で労働者の要求実現の役割を果たし、対等に交渉することが重要です。

なぜ大阪府職労が活動報告の様に活躍できたのか、なぜ江東区職労の山本さんが労働者のために言いたい放題できるのか。それは労働組合がありその影響力があり、そのトップだからです。

日本の最大の問題は労使が対等の立場に立って交渉できないことです。労働者代表制もありますが、十分機能していません。労使対等に交渉するためには、労働組合をつくる。そして労働組合をテコにして活動していくことです。不利益な扱いをされたら正されるようにしていかなければなりません。現在は労働組合への組織率は17％程度です。正規雇用の一部の人のみが加入しているのが現状です。勤務体制の不満は声を出してみんなで改善することが重要だと、今回の2つの報告も示していたと思います。

4　労働安全衛生条約が中核条約
　　として国際労働基準に

日本はILOから労働安全衛生の中核条約の155号条約（労働安全衛生基本条約）と批准した187号条約（労働安全衛生促進条約）をあわせて国際的な労働安全衛生の国際労働基準として確立するように言われています。155号条約は職業上の安全及び健康に関する基本条約で、しっかりとした労働安全衛生の法的規制を策定し、対策を取ることをやらなければならないが、それができていません。私たちが声を上げ

ていくことが必要です。

2014年に議員立法で過労死防止法ができましたが、これをすすめたのは家族の会の皆さんの頑張りです。その頑張りと奮闘が民主党政権下で出てきて、自民政権下になっても継続審議となり、これが必要だという国会の共通認識となり、全政党会派賛成で成立しました。この法律に基づき「過労死等の防止のための対策に関する大綱」が定められ、11月は過労死防止啓蒙月間となっています。職場の中で過労死をなくす取り組みをすすめなければならないが、過労死はなくなっていません。ひと月100時間以上時間外労働や休日労働をして亡くなった場合、過労死と認められます。6ヶ月平均なら月80時間です。

日本では、時間外労働や休日労働がひと月45時間以上を超えると心身の健康被害のリスクが徐々に高くなり、80時間を超えると過労死ラインと言われていますが、ILO基準は月80時間じゃない。65時間を超えたら過労死ラインと指摘されています。夜勤や変則・変形裁量労働の健康障害につながる過重労働問題もあります。皆さんはいま過労死ラインすれすれで働いているのかもしれません。

5　労働時間短縮で、健康で　　人間らしく働けるルールの確立

心身の健康を守るために必要なことは、健康障害につながる過重労働をなくすことなのです。長時間過密労働を無くすにはどうしたらよいか、それは労働時間を短縮して人員を確保することです。生体リズムに逆行する夜勤と長時間労働は、一番の問題

です。無くしていくことが必要です。

8時間労働制はILO1号条約に規定されており、8時間眠り、8時間働き、8時間は自分と家族、社会活動のためにというスローガンでも知られています。しかし日本は建前だけで、労働時間の規制が必要です。残業をどうするのかが問題です。過労死防止学会や厚労省に向けて、過労死防止大綱評議員のメンバーが提言を出しています。

一つは労働時間の短縮です。所定労働時間7時間にすることです。現在は実労働時間が8時間になっています。そのため長時間労働を規制することです。36協定で労働組合が労働時間規制をかけることができます。二つ目は、安全衛生委員会の活動で、協議事項に過重労働防止が入っています。この二つ（労働組合と完全衛生委員会）を大事にして、労働時間を規制していくことが必要です。

国会でも長時間労働をなくす議論が始まっています。所定労働時間を7時間にしようという意見もあります。全労連は所定労働時間1日7時間を目指すと方針に書きました。いのちと健康を守り、家族と生活するためにも、社会的活動をして、人間らしく生きるためにも必要です。

7　労働者が声を　　あげることの大切さ

もう一つ重要なことは労働安全衛生についてです。先ほどの報告で産業医は役に立たないと報告されましたが、そのことも労働者の立場から言っていいのです。労働組合としても言えます。問題があれば労働者

参加の安全衛生委員会や労働組合として発言すればいいのです。

日本では労働時間を守るのはホワイト企業と言われますが、そこでは労働法の法規基準を守っています。中小企業でもそういうところはあります。残業もない、年休も取得している、週休2日で賃金も一定あるというように。そこでは労使が対等の立場で協議して労働条件を決めているところです。労働者代表制、労使協議が生きているところです。過労死がなく、メンタルヘルスが守られているところでもあるのです。決定的なカギは現場の働く人が声をあげる、訴え活動することです。

8　おわりに

皆さんの仕事は住民・国民の幸せをつくる仕事です。その皆さんがこうしたいと言ったら、その内容は国民から支持されます。そのことで改善がすすめば日本は一歩前に進みます。コロナ禍で保健所や保健師の大事さを国民は実感しています。

時代を変えていく、今がチャンスです。戦争が近づき、平和も危機的状況にあります。国の主人公は職場で働いている人と国民です。みんなで発言し、連携・共同していく。大変ですが、黙らずに発言し行動することが必要です。

今日の私のコメントをまとめた資料にある労働総研（労働運動総合研究所）ニュース「いのちと健康を守る労働安全衛生と国際労働基準の活用——1日所定労働時間7時間と労働組合の労働安全衛生活動」は労働総研のHPで公開しています。また、「労働と医学」154号労安法50年特集（社会医学研究センターHP案内）も興味のある方はご覧いただければ幸いです。

今日はすばらしい報告と交流で多くを学ぶことができました。ありがとうございます。

コロナ禍の学び合い
～新潟のつどい3年間の振り返り～

新潟県保健師活動研究集会実行委員会　**渡邉郁子**

1．はじめに

2020年4月に「新型コロナ感染症」の拡大で緊急事態宣言が出された。かつて経験したことのない、学校の休校、すべての社会活動の自粛と、世の中が「新型コロナウイルス感染症」一色になり、保健師の地区活動が停滞してしまった。

このような状況の中でも、新潟の保健師活動研究会（以下「つどい」）では、停滞ムードから脱出しようとできる範囲で実行委員が集い、語り合い・学び合いをしながら、私たちの活動の本質を確認し、今も細々ながらも継続している。今回、コロナ禍の学び合いとして、令和2年度からのプロセスをまとめたので報告する。

2．コロナ禍に実行委員会を開催するまで

2019年12月に「第31回新潟県保健師活動研究集会」を終え、2020年1月には、「第52回全国保健師活動研究集会in京都」では、新潟が基礎講座を担当した。

しかし、この頃すでに新型コロナウイルス感染症の発症者が国内にも出始めていた。2020年3月に、新潟のつどいの振り返りと全国のつどいの報告会を行う予定だったが実行委員会は中止となった。

4月・5月と全国的に発症者の増加、緊急事態宣言を受け、実行委員会は開催できぬままだったが、7月に入り、人々も動きだし、保健事業や家庭訪問も平常時に戻りつつあった。誰からともなく「そろそろ集まらない？」と話が出始め、「近況知りたいよね？」「コロナで他市町村がどうしたかも聞きたい」と急遽日程を決め、集まれる者だけで集まろうと2020年度第1回の実行委員会を企画した。

３．2020 年度つどい実行委員会の様子

日時	参加者数	テーマ	主な内容	備考
2020年8月1日（土）	13人	近況報告（語り合い）今後について	・新潟県は県が主にコロナ対応を実施しており、市町村保健師はむしろ、自粛ムードで現場に出られなくなったもどかしさや、特に新人は、保健師のイメージがわからず、住民の声が聞こえない、見えないことで悩んでいる様子だった。 ・保健師だけでなく、職員がみんな段ボールの壁に囲まれている（飛沫感染予防）。事務所にいてもみんなが何をしているのか見えない。 ・こんな時期によくみんな集まったと思う。みんなつながりを求めている。 ・今年度研究集会は開催せず、毎月の実行委員会は継続することとなった。	地区担当制の自治体・業務担当制の自治体、新人から管理職、再任用保健師などいろいろな立場の参加者だった。3人の新人も参加した。
2020年9月12日（土）	7人	近況報告（語り合い）	・事業が再開し、家庭訪問も徐々にできるようになってきたことで、住民の姿が語られ始めた。 ・外に出られない高齢者たちへの心配。 ・個々のケース対応はしているが、地域の姿をつかむ力は弱っている。職場で保健師同士の語り合いが無いと心が淀む。などの保健師活動の課題や悩みが出された。	
2020年10月31日（土）	14人	近況報告（語り合い）長岡市の実践から学ぶ	・大きな市が地区活動をもう一度取り戻そうと奮闘している姿をみんなで聴き、この実行委員会は、ミニ研究集会のように盛り上がった。 ・各々の自治体も足場の課題や悩みがある中で、長岡市の報告から、一人ひとりが元気になり、自分を振り返るきっかけをもらった。（124 頁のレポート参照） 【ミニ学習会の感想】 ・保健師の心の模様が見えた。保健師が動くと住民も動くんだなと実感した。 ・長岡市は業務担当制のイメージだったので、今回の報告がとても嬉しかった。 ・75 歳以上の訪問、包括に丸投げしそうになるのに実施したことがすごい。 ・研修で半分以上の保健師が集まったことがすごい。地区担当の意味の大切さ、チームで熱い思いを持つには、まずは皆で学び合うことからだと思った。 ・何もないところから一歩踏み出す勇気はすごい。賛同をすぐに得られない中で提案するのは怖い。 ・困難事例で苦しくなってしまうことがあるが、指導ではなく深く聴き学ぶ訪問の大切さを実感した。 ・地区活動を一から積み上げていく当たり前の実践を作っていくことが大切なんだと感じた。	島外に出る許可が出た佐渡市、長岡の実践を聴きたいと隣の市から参加。 手島幸子姉（元聖籠町保健師）も参加。

			・規模が大きい市でもチームの気持ちがあればできるのだと感じた。 ・チリのような活動を文字化し記録することが大事。 ・語り合いは始めから上手くいかなくていい。失敗しながらも繰り返し実施していくことが大切。	
2020年12月5日（土）	8人	今年度の実行委員会の振り返り	・保健師が地区に出ていない時は職場の体制に対する愚痴が多いが、出始めると住民の姿を語り始める。地区へ出ないと、職場の人との関係論ばかりでイライラがつのっていた。住民に触れることで保健師の本領を発揮できる。 ・長岡の学習会を実行委員会で学んだことで、その後聖籠町でも、職場の学習会を開催した。今こそ職場中の語り合いが必要と思った。 ・語り合いの学習会が長岡市のように大きな市、しかも業務分担制で分散配置されていてもできたことは、どの市町村にとっても、希望になると感じた。 ・保健師活動ってなんなのか？　ずっと悩んできたが、やっぱり住民なんだ。住民無くして体制や事業を考えてもダメなんだとあらためて気づいた。 ・実行委員会に毎回来るだけで精一杯だったが、振り返ると私自身もこの数ヶ月で少しずつ変わってきていると分かり驚いた。 ・私は保健師同士の語り合いを求めていたんだ…… ・実行委員会に来て語り、長岡の学習会に感動と勇気をもらい、自分のチームの動きにも目が行くようになった。 ・コロナによって今まで普通のことと思っていたことができなくなり、改めて本来の保健師の姿、事業の方向性、住民とのつながりについて考えるきっかけになった。 ・今年度前半は、保健師一人ひとりが仕切り版で囲まれ、正直居心地がよかった。いざ家庭訪問行っていいよとなったら、腰が重く動けなかった。少しずつ住民に会いに行くと、数ヶ月で様子が変わっており、この間も住民の暮らしは動いていたのだと気づいた。 ・つどいの話合いを継続していく中で、町の保健師の歴史を守る使命を自分も担っていると感じた。 ・今年度は本当に語り合いが中心にでき、貴重な1年だった。報告集として残そう。	
2021年3月6日（土）	8人	近況報告（語り合い）2020年度実行委員会のまとめについて	・新型コロナウイルス感染症の予防接種が開始されるにあたり、各組織が再編成され、落ち着かない様子、地区活動への影響の懸念が多く出された。 ・高齢者はコロナ禍で閉じこもり、声も出せずにいたのか、久々に行ったら認知症・転倒骨折で困っていた。住民が相談に来ない。面前DVによる虐待通告が増加。講演会を開催すると、あっという間に定員が埋まるほど対面型の事業を求めている。などの住民の姿も多く語られた。 ・R2年新潟のつどいのまとめは、感染症に振り回されながらも、やはり地区活動が重要であるというまとめにしようと話し合った。	

4．令和2年度の振り返り
——私とつどい

　令和2年度、研究集会はできなかったが、実行委員会での学びはそれに匹敵すると考え、文字化し、報告集として残すことになった。それに伴い、当年度1回でも参加したメンバーから、改めて1年間の感想とつどいへの思いを手紙・はがき・メール等で募った。以下は、その寄せられた声である。

● つどいに参加することで、保健師として、人としての自分に気づかされた。つどいの参加者は、いつも話をする人の思いを大切に聴く。評価したりせず、ひたすらその人や思いを大事にする。私には足りない部分だと思った。私も、保健師の仲間や住民の思いを聴いて一緒にすすんでいける保健師になっていきたい。（50代）

● 普段あまり聞けない保健師の率直な思いや悩み、活動を知ることができ、自分だけじゃないという安心感や私も頑張っていきたいという思いにつながった。また、自分の保健師活動はどうだったかなという振り返りの機会にもつながった。（20代）

● 入職から数か月経ち、なぜ保健師になったのか、普段の仕事で感じていること等を聞かれることはあっても、先輩方の思いを知る機会はなかなかなかった。また、地区活動が積極的にできなかったこともあり、行政職としての先輩方の姿は見ることができても、大学で教わったような保健師のイメージをなかなか現実のものとして捉えることができていなかった。つどいを通して、先輩方も同じ思い

をもっていたと知り少し安心できたり、数年後はあんなふうに考えられる保健師になりたいとイメージできたりしたことが、つどいに参加して得られたことだと思う。今後も、先輩方の技術や熱意をどんどん吸収し、保健師として成長していきたい。（20代　新人）

● 入庁したばかりで、つどいに参加することは非常に緊張していた。しかし、つどいの歴史や、他市町村の先輩保健師の悩みを聞き、悩み戸惑っているのは自分だけではないのだと思うことができた。私は普段自分がどう考えているか、どう感じているのかをあまり表に出さないが、そういうことを保健師同士で共有することは無駄ではないと気づかされた。これからも参加したい。（20代　新人）

● つどいに参加すると、普段何気なく行っている仕事を「それはこういう意味があったんだ」と新たな意味に気づくことができる。この場所は、ありのままの自分でも否定されることがない貴重な場所なので、これからも大切にしていきたい。（40代）

● 長岡市のレポートは、とても感動した。保健師活動は、すぐに評価を求められるプレッシャーで苦しい。でも学習会などで、共に自由に語り合う仲間がいたことで、自分を見つめることができた。新人育成とは、新人だけを育てるものではなく、新人～ベテラン関係なく、ともに育ちあうことだと思った。（30代）

● この一年のつどいでは、長岡市の実践を聴き、学びながら、聖籠町の学習会の必要性にも気づき、学習会を開催した。皆

それぞれの大変さがありながらも、地区活動を大切にしていることを実感した。つどいや学習会を通して、相手を理解するためにも一歩踏み込んで聴いていこうと勇気をもらえた。（30代）

● 新潟のつどいはやっぱりスゴイなあ！と改めて感じた。研究集会は中止になったが、実行委員会自体が学びの場になった。「長岡市の活動」について学び、考えさせられた。長岡市という大きい都市で、地区活動について取り組んだこと、それを65人もいる全保健師対象に研修会を実施したことは、本当にすごいと思った。その中でもやはり、「保健師の語り合い」の大切さが出ていて、私は新潟のつどいや実行委員会に新人の時から先輩に連れられて20年になるが、ここに来るたびに「どうだった？」「どう思う？」と聞かれてきたので、職場でも意識して聞くようにしている。新潟のつどいや実行委員会は私にとって、自分の活動を見つめ直す場。これからも保健師の仲間と語り合いながら実践していきたい。（50代）

● 実行委員会での話題に触発され、それが私自身の実践にも、保健師チームの実践にも反映された。（40代）

● コロナ感染症が拡大するにつれて今までの業務が大きく変わった。私自身も日々仕事をこなすことに精一杯になってしまい、保健師の役割を見失ってしまうこともあった。まず「自分自身の想いを語りあうことが大事」ということが基礎になっていて、自分の想いを言葉にしていかなくてはならないと思った。（30代）

● これまでもつどいは、実行委員会の積み重ねのプロセスを踏んで、作り上げてきた。今年のように大掛かりな本番が無かった年でも、実行委員会の一回一回が一つの分科会や基礎講座のような濃いものになっていた。これからも私は、消極的でも参加型で細く長く参加し続ける。（60代）

5．通信活動

2021・2022年度は、新型コロナワクチン接種が始まり、土日も集団接種業務に追われる自治体が多く、2020年度よりもさらに集まることが難しかった。また、2022年8月新潟県北集中豪雨水害や、2022〜2023年冬に立て続いて県内に発生した高病原性鳥インフルエンザの防疫措置に伴う派遣など、思いがけない対応も続いたが、それでも、わずかに開催した実行委員会の内容は、仲間と共有しようとつどい通信で交流を続けた。

通信は、14年前に私が引き継いで作成するようになった。後輩にも手伝ってもらっているが、通信は手書きにこだわっている。私自身や仲間の声から心情・息づかいが伝わり、ただ保健師活動の課題だけを浮き彫りにするのではなく、同じ悩みを持つ仲間がいること、語り合うことがこんなにも楽しいということが伝わると信じているからだ。何よりも私自身が通信を書くことが楽しい。参加できなかった人に「参加したかった」「次は行ってみよう」と思わせようという心持で書いている。

発行年月	通信の概要
2021 年 11 月発行 VOL.185	・佐渡からのお便り ・長岡市と聖籠町の学び合い ・新人保健師の地区だより ・次回のお知らせ
2022 年 8 月発行 VOL.186	・2021 年 12 月のつどいの報告と語り合い一部抜粋 ・長岡市と魚沼市の交流会報告 ・地区活動を頑張る保健師からのメッセージ ・仲間たちの近況報告（大先輩の活動・初めての災害派遣・育休中保健師の子育て奮闘・学生実習の醍醐味　など）
2023 年 2 月発行 VOL.187	・令和 4 年 8 月新潟県北集中豪雨水害で被災された大先輩へのカンパの報告と礼状の紹介 ・全国保健師活動研究集会運営委員会の様子 ・次回のお知らせ
2023 年 4 月発行 VOL.188	・3 月のつどいの報告と語り合いの一部抜粋 ・退職される大先輩の「私とつどい」の語り ・次回のお知らせ

●通信を読んでのお便りから（手島氏からの礼状）

　一昨日、ハジケたエネルギーあふれるつうしんが届きました。この今の閉塞感の時代、それを打ち破るかのごとく、渡邉さん・井上さん、そして吉田さんの手書き、それがまさに声がきこえてくるかのようなつうしん。開封した時、熱くて、時間をおいて、ゆっくり拝読。

・数多い仲間の声が綴られ、どれもリアルで、あるべき論でなく、引き込まれてしまう。
・手書きがダンゼンすばらしい。その臨場感が迫る。
・12 月の声の拾い方はポイントがしぼられ、なおかつシンプルにまとめられ、それを読んだだけで、今の課題と訪問の原点が伝わってくる。

・話題が広く、多彩でいい。コロナワクチン担当・地区担当の大切さ・実習からみえたもの・災害派遣・魚沼との交流、そしてなんと言っても、関本さんとボクちゃんの写真とメッセージ。これがあると私生活もありながら働くことの層の厚さが伝わる。

　引き込まれるごとく読みふけっていました。人は、つながり合ってこそ、生きるエネルギーを出し合い、なんとか生きていけるもの。そのつながり、エネルギーが伝わり本当にうれしかったです。

　会えない状況であるからなおのこと、こうしたつうしんでネットワーク

を意識的に広げていってほしいと切に願っています。私はとても元気をもらえました。ありがとう。

　　　手島姉より（2022年8月21日）

6．コロナ禍をくぐり抜け、新たな出発を

　新潟県の保健師のつどいは、1977年に「自由集会」と名付け、諸先輩保健師たちが、気軽に本音・愚痴を語り、月1回の集会を開催してから50年近い年月がたっている。実践と学びの両輪で作ってきた歴史は大きいと実感している。

　しかし、年々保健師活動の厳しさ、特に地区担当保健師の活動が大きく変化し、「家庭訪問が大事だ」「語り合いが大事だ」と声を上げられない職場が増え、つどいに来る保健師も減ってしまった。新潟県は上中下越と長細い地形で、近年は下越の一部の市町が中心で細々と活動していた。そして新型コロナウイルス感染症の蔓延である。

　こんな状況の中でも、そして保健師が分散配置されている長岡市で、全保健師を対象とした研修会を開催し、少しずつでも実践が変わってきた活動は、大きな刺激だった。つどいに長岡市が参加するようになり、さらに魚沼からも仲間が加わった。中越からの仲間が増えたことはつどいに新しい風を吹き込んでくれた。

　私は、新潟のつどいで育てられた保健師だから、私にとってつどいは、なくてはならないものである。そして、仲間にとっても絶対に必要な場であると確信もしている。新潟のつどいの仲間には、どんな状況がおきても本質に戻ることができる底力があると思っているからだ。これからも少しずつ新たな風を取り込みながら、ゆっくり楽しみながらつどいを創っていきたい。

【レポート】
地区活動の実践と
研修継続に至るまで
～プロセスを踏んだ研修づくりから変わった実践～

長岡市福祉保健部健康課　地域健康づくり班　**小林まり子**

1．はじめに

　長岡市は、平成30年度に保健師の地区担当制を強化し、年齢や障害、病気別の縦割りではなく、多様化する課題を抱える人とその家族を丸ごと受け止め支援する体制を整えました。その中で「保健師の地区担当制とは何か？」という疑問を持ったことをきっかけに、地区活動研修会を実施し、語り合いと学び合いをしながら、少しずつ変わってきた地区活動を報告したいと思います。

2．長岡市の概要と保健師の体制

　長岡市は新潟県の中央（中越地方）に位置し、日本一の大河信濃川が市内中央を流れ、日本海、守門岳など自然環境に恵まれた人口約28万人の都市です。日本3大花火のひとつ「長岡まつり花火大会」で知られ、平成16年に大きな被害のあった中越地震からの復興祈願花火「フェニックス」には「不死鳥のように甦る」というメッセージが込められています。

　平成17年以降に3度の合併をし、中之島町、越路町、三島町、山古志村、小国町、和島村、寺泊町、栃尾市、与板町、川口町が長岡市になりました。庁舎は大きく分けて本庁と、合併した市町村が支所として機能しています。

　市の正規保健師は66人です。本庁には、健康課22人、長寿はつらつ課8人、子ど

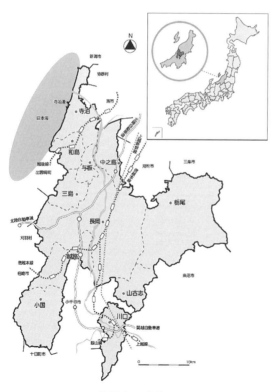

長岡市の全体図

も・子育て課11人、福祉課2人、各支所には2〜3名ずつ保健師が在籍しています。各支所においては、合併以前から現在も全てのライフステージを対象にした地区担当制となっている一方、本庁はライフステージごとに縦割りの業務担当が中心でした。そのような中、平成30年度の地区担当制の強化に伴い、本庁健康課の地域健康づくり班11人が旧長岡地域を生活圏域ごとに6つに分け、地区担当制の活動を開始しました。（1人あたりの受け持ち人口は約17,000人）なお、地域包括支援センター、障害者相談支援事業所が同じ圏域で地区を担当しており、高齢者・障害・健康部門で連携し、情報を共有しながらよりきめ細かい対応につなげられる体制となっています。

3．平成30年度、試行錯誤の1年目

地区担当制になったからといって、具体的な仕事内容が決まっているわけではなく、まっさらな状態からの活動開始です。担当するケースは少なく、相談の電話もほんの少し。関係機関からは「どんなことに保健師が対応するのか」聞かれることも多く、その際言葉にしてはっきり伝えることも難しかったです。また、これから先相談が来すぎて対応しきれないのではないかという不安とともに、この段階では活動のイメージもつかず、見えない中で模索した1年でした。試行錯誤の末、最初の1年で大枠ではありますが以下の活動を行いました。

①コミュニティセンターでの健康講座
概ね小学校区を基本として設置されてい

るコミュニティーセンター（旧長岡地域に31か所設置）の健康づくり担当者と相談して、パッケージ化されている「健康づくりメニュー」の中から講座を選び、実施します。

②課題を抱えたケースへの相談支援
当初は関係機関からの相談から支援が始まることが多かったです。

③生活習慣病予防訪問
健診結果やレセプト等から生活習慣病が重症化するリスクの高い方や、治療中断者等への訪問です。成人保健係がリストアップした対象者名簿をもとに行います。

④地域福祉懇談会、民生児童委員協議会等への出席
地域の関係者が集まる場に出向いて、保健師を紹介したり、地域の話合いに参加します。

⑤各種統計をもとに、地区パッケージを作成
地区ごと（コミュニティセンター単位）の健診結果や出生数、高齢化率、社会資源等をまとめたパッケージを作成し、住民と共有します。

4．地区活動への疑問

当初訪問していたのは、課題を抱えたケースや高血圧など病態別に区分けされた一部の住民でした。課題を抱えたケースは、介入した時点ですでに複雑化した困難ケー

スが多く、個別対応に追われていましたし、病態別の訪問では、指導するべきこと、確認事項で頭がいっぱいになるうえ、対象者数が多く、こなすことで精いっぱいでした。こちらの気持ちが伝わっているかのように、相手からも歓迎されず、嫌な顔をされたり怒られたり、個人情報だと言われたり。このような状況では、個の対応に終始し、家族状況、地域の暮らしなどにはなかなか意識が向きませんでした。また、地区の講座は人の集まりやすいテーマで選定されがちでしたし、地区パッケージを作成する際の根拠は統計上の数字や既存資料だけでした。地域で保健師の紹介をしても「保健師って何をする人なの？」とか「俺たちには包括がいるから大丈夫」、訪問先では「市の保健師が家にまで来るわけがない」と言われることあり、保健師はあまり知られていないということを痛感しました。

そんな中でも、地区担当制が始まり2年目に入る頃には、私自身個別支援に明け暮れつつ、そのことにやりがいも感じていました。しかし、「個別支援だけだったら地区担当じゃなくても出来るんじゃないの」と当時の係長に言われたことをきっかけに、「今やっていることは、単に業務を地区割しているだけなのでは」という疑問が大きくなると同時に「地区担当保健師の仕事とは何だろうか」と日々考えるようになりました。

5．令和元年、「ちくたんず」結成と地区活動研修会の実施

地区担当保健師への疑問の答えを探す日々の中で、私が就職した平成13年度に参加した「新潟県自治体に働く保健師のつどい（現在新潟県保健師活動研究会）」のことを思い出しました。当時訪問が特に苦手で、どこに訪問すればいいのかさえわからず悩んでいた私が、「これなら私にも出来そう」と思え、一歩踏み出せた研修でした。約20年前のつどいの資料を読み返し、その中に「保健師の地区活動とは？」という言葉を発見し、「これだ」と確信しました。さっそく上司に地区活動の研修をさせてほしいとお願いしました。その結果、理解を得ることが出来、長岡市の保健師全員を対象に、業務内かつ公費で研修を実施することになりました。

講師は、長年「保健師の地区活動」の大切さを伝え続け、私が参加した保健師のつどいの時も講師をされていた、元聖籠町保健師の手島幸子さんにお願いしました。その時、最初に手島さんから「研修までにきちんとプロセスを踏み、その中で語り合い、気づき、学びを大切にするように」と助言をいただきました。それならば仲間が必要と考え、私も含め20代から50代の年齢も経験もバラバラの保健師4人で「ちくたんず」という事務局を結成し、手島さんと一から研修づくりを行いました。

6．新鮮だった研修までのプロセス

手島さんの研修は、講師にお任せではなく、打ち合わせをしながら共に研修をつくっていくこと、さらに、日々の実践で自分たちがどう感じ、どう思ったのかという気づきを語り合いながら学ぶという、今までにない独特の方法でした。研修までに3

回の打ち合わせがあり、途中何度も「あなたはどう思うの」と気持ちを聞かれました。日頃自分の気持ちを聞かれることに慣れていない私達にとって、最初はなかなか本音を出すことが出来ませんでしたが、回を重ねるうちに「思ったことを自由に言っていい」と思えるようになり、安心して本音を少しずつ言えるようになりました。中には仕事の行き詰まりを涙しながら話す場面もありましたが、それぞれが自分を表現するうち、気がつけばいい気分になって、前向きなアイディアがどんどん出てきました。自分自身が語り、同時に仲間の言葉を聞きながら、自分でも気づかなかった気持ちに気づくという体験は、私にはとても新鮮でした。

　打ち合わせの結果、レポーターをちくたんずの５年目の保健師とし、まずは「担当地区に出向き、暮らしを聞く訪問」を実践し、その結果を報告することにしました。その際手島さんからは以下の助言をいただきました。

・回ってみたい地区を選定し、家庭訪問をする。
・保健師の名前を書いたチラシを作成し、保健師の　　顔売りをする。
・訪問する家の世帯票を作成し、本人だけでなく家族も視野に入れる。
・健康のことだけでなく、暮らしのことなど無理のない程度に聞いてみる。
・訪問する前後の自分の思いの変化を大事にする。
・まずはゆるく足を動かす。簡単に始める。完璧でなくていい。
・カメラを持ち、地区の写真を撮影する。

それは今後活動の貴重な資料になる。

　正直「こういう活動が他の保健師に受け入れられるんだろうか」という不安もありました。しかし、レポーターの「こんな訪問がしてみたかった。これこそ保健師っぽい」という言葉に突き動かされ、「若い保健師が頑張るなら私も」「なんか面白そう」と思えてきて、いつの間にか不安は吹き飛んでいました。

◆研修までのプロセスの中の、ちくたんずの気づき、学び◆

・自分にとってこの訪問（顔売り訪問）が大切だと手島さんに言ってもらえて、迷いながら行っていた訪問に安心して行けるようになった。
・意外にも受け入れがよく、たくさんのことを教えてもらった。機会を待つのではなく、こちらから出向いてよったし、もっと早くやっておけばよかった。
・今まで民生委員や町内会長の顔や名前もわからなかった。この訪問で地区の人とつながる感覚を得られた。
・道端で会った人に「保健師さん」と声をかけられた。
・困難ケースにかかりきりになるとつらい気持ちになることが多かったが、この地区活動があるおかげで気が楽になった。いろんな人に話を聞けるのがいい。
・今までノルマが終わったら直帰していたけど、帰りに地区に寄って訪問してみよう。
・これまでの訪問（生活習慣病予防訪問など）は不安で足が遠のくことが多かった。

今回の経験を通じてこれまでより訪問へのハードルが下がったように感じる。

・今まで知らなかった地域の暮らし（集まりの場、祭り、風習など）を知ることが出来、この積み重ねが保健師の地区活動につながると感じた。

・自分だけが取り組むのではなく、全員で実践できたのが心強かったし、先輩に「そんなの当たり前」といわれなかったので、どんなことも安心して話せた。

7．初めての地区活動研修会　（令和元年度）

〈実施日〉令和元年12月2日
〈参加者〉45人
・実践報告①　ちくたんずの研修づくりのプロセスと学び（報告者:小林）
・実践報告②　地区活動を実践して（報告者：5年目保健師）
・グループワーク（様々な年代を一緒にして5〜6人ずつ）
・講義「こだわる保健師が行う地区活動〜語り合い、学び合い、協働実践〜（講師：手島さん）

　研修にどれだけの人が集まるのか不安でしたが、実際には多くの参加があり、地区活動への関心の高さを感じました。また、自分達の実践に対し、どんなことを言われるのかとても心配でしたが、参加者からは思いのほか前向きな反響がありましたし、日頃重圧を感じていた保健師の切実な声も聞かれました。

〈参加者の声〉
・自分も顔売り訪問をしてみたいと思ったし、保健師っぽい！　と思った
・地区ときちんと向き合う姿勢に感動した
・大きな長岡市だから「どうせできない」と思うのではなく、「訪問に出てみよう」と取り組み、研修が出来たことはよかった
・保健師活動の楽しさややりがいを報告してくれ、勇気をもらえた
・今まで訪問先で自分が完璧でなければならないというプレッシャーがあったことに気づいた
・（グループワークに関して）先輩の話をもっと聞きたかった
・他部署の係、課ともっと交流したい

8．地区活動研修会の継続を　（令和2年度）

　地区活動開始から3年目になり、私は旧長岡市内のにしながおか圏域を新人と4年目保健師と3人で担当することになり、いつの間にかチームで自分が最年長になっていました。今まで安心できる先輩のもと、ぬくぬくしていた私（保健師になって17年間ずっと一番年下でした）は、後輩に「これでいいんでしょうか」「何が正解なんでしょうか」と聞かれるたび、どう答えていいのかわからない日々。私自身も、実践を続ける中で、新たな疑問や悩みがありました。そんな中、昨年初めて実施した地区活動研修会のことを思い出しました。語り合い、学び合いながら共に研修をつくっていくという方法は、「こうあるべきだ」と型にはめず、自分自身の気づきから保健師の

大切なことを学ぶことが出来ました。単に知識を得るための研修なら同じテーマで継続する必要はありませんが、この方法で学ぶ研修なら終わりはなく、疑問や悩みに対する自分なりの答えを見つけられるのではないかと思ったのです。

そこで職場内で研修継続を検討しました。やはり2年目となるとすんなりとはいかず、継続することの意味を理解してもらう必要がありました。でも悩んでいる後輩（私自身も）のそばにいる未熟な私にとって、この研修は、今絶対に必要だと思いました。様々な検討の結果、今回は全員を対象とするのではなく、1〜5年目までの新任期を対象に研修を位置づけることになりました。

9．地区活動研修会 Part 2 （令和2年10月）

令和2年度は新型コロナウイルスの影響で、訪問も事業もほとんどが自粛となってしまいました。しかし、せっかく去年の研修で「もっと自由に地区に出よう！」という機運が高まっていたこともあり、地区担当保健師としてコロナ禍であるからこそ、電子媒体になじみが薄く、またコロナウイルス感染症が重症化しやすい75歳以上の高齢者（そのうち健診未受診者）を対象に、不安軽減、健康状態の確認を目的に地区担当全員で訪問することになりました。

訪問の具体的な内容は、各圏域で自由に決めることが出来たので、私のチームはこの訪問を貴重な機会ととらえ、75歳以上の方の話を聞く訪問にすることにしました。手島さんの講義の中にあった「保健師

が行う3つの訪問（1）困った人、助けを求めている人への訪問（2）つながり、顔売り訪問（3）深く聴き、学ぶ訪問」のうち、（2）と（3）を実践してみたいと思ったからです。まずは、チームの3人で対象のイメージを出し合い、聞きたいことの柱をおおまかに決め、調査票を作成し、相手の話に合わせてあてはまるところを埋めていくという方法にしました。今まで保健指導目的の訪問実習の体験しかなかった新人にとって、「そんな訪問が本当にあるんだろうか」と疑問に思ったようですが、調査票が出来て実際に地区に出向き、思いを涙しながら話をする男性に出会い、「話を聞く（聴く）だけの訪問や支援もあるのだ」と実感出来たと同時に、地区に実際に出向くことによって、自分の想像とは全く違う地区の姿が見えてきたようでした。そして2回目の地区活動研修会では、新人保健師がこの訪問を通して学んだことと、長岡市が地区担当制になってからの変化の2つをレポートにして報告することとし、2回の手島さんとの打ち合わせ後、当日を迎えました。研修はとても和やかな雰囲気で、グループワークも盛りあがり、「心が軽くなった」という声が多く聞かれました。

〈実施日〉令和2年10月16日
〈参加者〉18人（新任期13人、主査以上5人）
・情報提供①　長岡市が地区担当制になるまで（提供者：健康課特命主幹）
・情報提供②　75歳以上訪問取り組みの経緯（提供者：地域健康づくり班　健康づくり担当係長）

- 実践報告①　75歳以上訪問を実践して（報告者：新人保健師）
- 実践報告②　変わってきた地区活動の報告（報告者：小林）
- グループワーク（隣同士2～3人）
- 講義「こだわる保健師が行う地区活動～語り合い、学び合い、協働実践 新任期編～」
　　　　　　　　　（講師：手島さん）

〈参加者の声〉
- 教えてもらった訪問の分類は学校で習ったものよりも、訪問をより広く捉えることが出来、自由に訪問してもいいんだとわかった
- 訪問先で何かをアドバイスしなければという使命感のようなものがあって、自分自身も住民にとっても苦しかった気がしたが、この研修を受けて少し気が楽になった
- 全国的に保健師の地区活動の展開が難しいことを知り、そのような中長岡市が地区担当制を推進していることはありがたいと思い、長岡市に入職してよかった
- 長岡市が地区担当制になってからの変化のレポートを聞いて、2年半でいろいろ変化（改善）していることがわかった。これからも改革途上なので文字に残すことの大切さを感じた
- 保健師活動は成果が見えにくく評価も難しいが、だからこそ日々の気づきを大切にして経験を積みたい
- （語り合いに関して）自分以外の保健師と話すことで自分だけじゃないという心

強さを感じた
- 自分でもわかっていなかったやるせなさなどの負の感情を消化できた

10. 地区活動の変化（職場全体）

地区担当保健師全員の試行錯誤により、この2年半で変わってきた長岡市の地区活動を振り返り、整理してみたいと思います。（2回目の地区活動研修会で報告したもの）

①地区担当会議の実施（令和元年度から）
月1回「地区活動」をテーマに話し合う会議が出来ました。具体的には、関わっているケースの状況、地区ごとの取り組みを情報交換することが中心です。会議の中で困難なケースについて相談したり、様々な経験を情報交換出来、自分以外の保健師の活動を知ることで、地区活動の発展や保健師のスキルアップにつながっています。

②関係機関や業務担当との連携強化（令和元年度から）
日ごろの活動を通じて、同じ地区を担当する地域包括支援センター、障害者相談支援センター、健康課の3機関で、知らずに同じ家庭を訪問したり、同じような目的で行う活動があることがわかりました。そこで、3機関合同会議を開催し、お互いにどんな仕事をしているか、どんなケースを担当しているのかを情報交換する会議が出来ました。それにより、お互いの仕事内容が見えてきて、「このケースならうちも一緒に何か出来るかも」という声が出るなど、他機関との連携・協働につながりました。

また、成人保健係（業務担当）とは、単に訪問リストのやりとりが中心でしたが、今は地区担当と定期的に話し合い、訪問や業務を通して見えたことを話し合うようになり、地区のことや、課題が見えやすくなりました。

③広報での地区活動のPR

地元新聞、市政だより、コミセンだより等で、地区担当保健師の活動を市民向けにPRし、保健師の存在を理解してもらえるようになりました。顔写真が掲載された時は、地区の方が記事を持って「うちの担当保健師さんだ！」と役所に来てくれたこともありました。

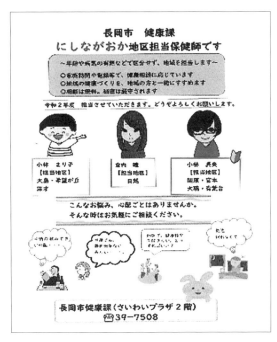

にしながおか版紹介カード（個人版もあり）

④保健師紹介カードの作成（令和元年度から）

以前は、書面にして伝えることはなかったのですが、少しずつ保健師の仕事を言葉で伝えられるようになり、保健師の似顔絵と名前、仕事内容を書いた紹介カードを作成し、訪問や地区での会議の際に、顔売りをしました。

手書きの似顔絵はなかなか好評で、名前を憶えてもらうのにとても効果的でした。

⑤新任期保健師の育成

地域健康づくり班は、毎年新人保健師が入職し、1〜5年目の新任期保健師も多くいます。地区担当の経験年数が様々であることから、活動方法に差が生じることのないよう、圏域ごとに2〜3人のチーム体制を組んでいます。仕事はひとりで抱え込まないようにチーム内で共有し、新人保健師に対しては、先輩保健師が訪問や地区活動に同伴し、時には見守り、一緒に振り返りを行うなど、丁寧に関わることを心がけています。そのような体制の中で、新人保健師は本当にフットワーク軽く地区に出ている印象があります。

⑥75歳以上の高齢者訪問を地区担当保健師全員で実施 （令和2年度）

特定の人への訪問以外に、テーマを決めて地区担当全員で取り組んだ訪問は初めてです。この訪問は「指導」する必要はなく、ある程度自由に話ができるため、相手から嫌がられることもあまりなく、たくさんのことを教えてもらうことが出来ます。この訪問対象は元気な高齢者が多く、新任期保健師からは「この訪問は癒される」という声もあり、保健師が元気になる訪問となっています。また訪問の結果をまとめ、地域

の会議で住民に返すなど、新たな地区活動に広がっています。

⑦地区カルテの作成（令和元年度から）

　地区パッケージは統計などの基礎データを中心に作られており、正直、資料さえあれば誰でも作ることが出来ます。しかし、そこには訪問することで得られた地区の情報、生の声、暮らしの実態はありません。そこで、地区カルテという共通のツールを用い、地区活動を通して得られた情報をまとめるようになりました。これは地区担当保健師でなければ作れない貴重な資料だと思います。

　また、今まで地域で行う講座の内容は、単に要望のあったものを行うことが多かったのですが、地区の課題に合わせて内容を提案出来るようになってきました。

⑧相談件数、訪問件数の増加

　相談があったケースに丁寧に対応しながら、日ごろの活動で地域とのつながりが出来てくると、相談件数が増え始めました。（関係機関からの相談件数：H30年度140件→令和元年度206件）関係機関、市役所内の他部署、民生委員のほか、弁護士、警察、コンビニの店員など、思いもよらなかったところから相談を受けるなど、多方面に及んでいることを実感しています。

　また訪問件数（健康課保健師分）は、地区担当制になる前の平成29年度で204件だったものが、平成30年度は1009件、令和元年度は1,558件と着実に増えています。

　そうなると、小さな引き出しに入っていた記録票が、入りきらなくなってきました。そこでキャビネットが毎年少しずつ大きく

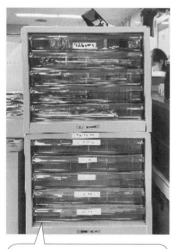

1年目（H30）
まだ地区ごとになっておらず、「あいうえお」順。
担当地域に誰がいるのかわかりづらい。
小さくて入らない。

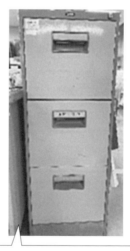

2年目（R1）
なんとか地区ごとに分類。
しかし中身がパンパン。

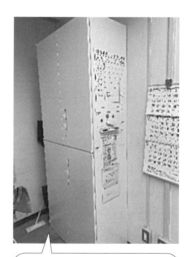

3年目（R2）
なんと新品！！
大きさも十分で現在のところまだ余裕アリ。

〈キャビネットの変遷〉

なっていきました。

11. 最後に──地区担当保健師とは

　地区担当保健師とは何かという疑問から、実践と学びを通して自分なりに理解したことや、大切にしたいことをまとめてみたいと思います。

①住民目線の本当に必要な活動につなげること──そのためには日々の活動が基本

　地区活動は、担当地区に足を運び、住民と話し、見、聴き、感じ、地域に関心を持ち、住民にその地域のことを教わること、そういうひとつひとつのことがつながり、日々の活動に波及し、住民との相互作用の中で展開されていくものであることを学びました。このような積み重ねを続け、地区の課題を明らかにし、本当に必要な活動を展開することが地区担当保健師の大切な役割だと思います。これは、1年や2年で出来るものではなく、数年かかるものだと思います。だから、地区担当保健師はある程度の期間は交代せず、責任を持って地域を担当する必要があると思いました。

②公的責任としての地区担当保健師──自由に地区を回り、訪問すること

　特定のケースだけでなく、家族、民生委員、町内会長、元気な高齢者など地域のいろいろな人を訪問することで、地域には様々な人がいて、その分だけ多様な暮らしがあるということを肌で感じると同時に、健康はそれ単体であるのではなく、労働条件や今まで生きてきた歴史、風習、家族関係、地域とのつながり、経済状況などが密接に絡み合った上にあるということを実感しました。

　このような実践は、担当地域すべてが対象で、自由に地区を回れたからこそ出来た活動であり、年代別に対象が区切られていたり、マニュアル化された仕事だったら出来なかったと思います。これこそが行政に所属する地区担当保健師だからこそ行えることだと改めて感じました。

③仲間や住民との語り合い

　初めての語り合いの経験は、慣れていず、うまく話すことが出来ませんでした。でも少しずつ慣れ、自分を表現できるようになると、気持ちが解放され、自由にのびのびと話すことができました。年齢や経験年数は関係なく対等な関係性がそこにはあり、「自分だけじゃなかった」という共感、相手に自分の話を聞いてもらえたという安心感、意外な仲間や自分自身の発見など多くの学びがありました。それからは、チームで話し合う時にも、自然とお互いの思いを大切にしながら話が出来るようになった気がしています。この体験は、これから先、住民とのやり取りの中でも活きていくと思います。

　そして手島さんが、私たちの話を否定せず真剣に聴き、どんなに小さな進歩でも「それは大事なこと」と言ってくださったことで、本当に勇気づけられました。「私もこんなふうに住民と向き合い、相手を大切に思い、話を聴ける保健師になりたい」と、強く思いました。これは、私の次の課題です。

④いろいろな評価の指標──小さなことを
　もっと大事にしたい

　私は今まで、点数の高さ、効率、わかり
やすい変化、目玉になるような事業が評価
の対象だと考えていました。しかし、手島
さんに「この約３年の変化を、吹けば飛ん
でしまうようなチリのようなことでもいい
から、一度文字にしてみたら」と助言いた
だいたことをきっかけに、思いつくままに
書いてみました。（10.地区活動の変化で
前述）最初は、何が変化したのかさっぱり
わからず、数日間悩みましたが、チリのよ
うなことならと書き始め、出来たものを見
て初めて、最初は何もないところから、本
当に少しずつではあるけれど変わってきた
ことが見えてきて、そのことに自分自身が
勇気づけられました。「チリのような小さ
なことでも文字化することでそれは普遍的
なものになる」という手島さんの言葉の意
味を、まとめることでやっと理解出来たと
同時に、今まで数字で測れるもの、見えや
すいもの、わかりやすくて早い変化ばかり
を大切にし、いつも急いだ結果、相手の貴
重な一言や、ちょっとした変化など大切な
ものを見逃してきたのではないかとハッと
させられました。受診率や、健診数値の改
善はとても大切なことですが、私はそれだ
けを見てすぐに住民を変えたいと思い、わ

かりやすい変化がない相手を無意識に裁い
ていたような気がします。そうではなく、
日々の丁寧な実践と気づきを積み重ねてい
くことで、ゆっくりと変わっていった先に
数字の変化があるのかもしれないと思いま
したし、自分自身の感性を磨き、小さな変
化に気づける自分でいたいと思いました。

⑤実践と学びは両輪

　令和元年に初めて地区活動研修会を実施
した後も、実践すればするほど、新たな悩
みや疑問、課題は出てきて、またあの研修
をしたいと願い、実施することが出来まし
た。今回のことから、「実践と学びは両輪」
であると改めて感じました。地区活動研修
会を２年続けて参加した保健師の「この会
に参加することで自分自身の本当の気持ち
と向き合えるので、私にとっては大切な時
間だと思う」という声にもあるように、日々
いろいろなことに振り回されることがあっ
ても、本来の自分自身や保健師の姿に立ち
返れる止まり木のような、語り合いと学び
の場が必要だと思います。

参考文献

「保健師が行う家庭訪問　第２版」　新潟県保健
師活動研究会編　2018年11月17日　やどか
り出版発行

〈ＰＨＮブックレット№.23〉
コロナ禍の健康への影響、子どもの発達、今後の公衆衛生と保健師活動の課題

2023 年 11 月 30 日　初版第 1 刷
著　　　者　高鳥毛敏雄・森岡慎一郎・近藤克則ほか
企画・編集　全国保健師活動研究会

発行者　谷　安正
発行所　萌文社（ほうぶんしゃ）
〒 102-0071　東京都千代田区富士見 1-2-32　東京ルーテルセンタービル 202
　　　　　　　　TEL 03-3221-9008　FAX 03-3221-1038
　　　　　　　　郵便振替　00190-9-90471
　　　　　　　　Email info@hobunsya.com　URL http://www.hobunsya.com

印刷・製本／倉敷印刷　装丁・組版／いりす

ISBN978-4-89491-402-5 C3036